U0221595

肺癌免疫治疗临床研究荟萃
与不良事件解析

名誉主编　高树庚　王　洁　陆　舜

主　　编　胡　坚　宋启斌　杨　帆

副主编　滕　啸　张玉前　徐金明

ZHEJIANG UNIVERSITY PRESS
浙江大学出版社
·杭州·

图书在版编目(CIP)数据

肺癌免疫治疗临床研究荟萃与不良事件解析 / 胡坚，宋启斌，杨帆主编. — 杭州：浙江大学出版社，2024.5
ISBN 978-7-308-24809-9

Ⅰ. ①肺… Ⅱ. ①胡… ②宋… ③杨… Ⅲ. ①肺癌－肿瘤免疫疗法－病案－汇编 Ⅳ. ①R734.205

中国国家版本馆 CIP 数据核字(2024)第 071880 号

肺癌免疫治疗临床研究荟萃与不良事件解析

名誉主编	高树庚　王　洁　陆　舜
主　　编	胡　坚　宋启斌　杨　帆
副主编	滕　啸　张玉前　徐金明

责任编辑	张　鸽(zgzup@zju.edu.cn)
责任校对	季　峥
封面设计	续设计—黄晓意
出版发行	浙江大学出版社
	（杭州市天目山路 148 号　邮政编码 310007）
	（网址：http://www.zjupress.com）
排　　版	杭州晨特广告有限公司
印　　刷	浙江省邮电印刷股份有限公司
开　　本	710mm×1000mm　1/16
印　　张	11
字　　数	210 千
版 印 次	2024 年 5 月第 1 版　2024 年 5 月第 1 次印刷
书　　号	ISBN 978-7-308-24809-9
定　　价	98.00 元

内容提要

随着肿瘤免疫治疗在临床应用的不断深化,其适应证选择和相关不良反应等已逐渐成为重要热点和学术焦点。本书根据免疫治疗靶点和原理的差异,全面汇总介绍了 PD-1/PD-L1 免疫检查点抑制剂、CAR-T治疗、中医药及其他肿瘤免疫治疗方法等的系列临床研究,重点聚焦于肺癌领域免疫治疗。针对涵盖的临床研究,笔者明确阐述其基本研究设计方案,包括研究药物、入组人群、结局终点等;对于一些已经取得研究成果的项目,还提供其公开发表研究数据结果,以及证据来源或平台;对于其中高质量的临床研究,本书标注了其研究结果对临床指南升级的价值。

免疫检查点抑制剂已被广泛应用于肺癌的治疗,由此带来的免疫治疗相关不良事件逐渐升高。免疫治疗相关不良事件对人体各个器官均有累及,包括呼吸系统、消化系统、内分泌系统、神经系统、运动系统、循环系统、泌尿生殖系统、皮肤等。不良事件差异巨大,从轻微的皮肤毒性到致死性的心脏毒性都有可能发生。本书根据不同器官系统分开阐述免疫相关不良事件,结合相关指南、共识、个案等循证医学证据,重点介绍诊断治疗方法、严重程度分级和相应治疗策略,具有非常重要的临床应用价值。

本书详细阐述肺癌免疫治疗,并解读相关经典临床研究和全身免疫相关不良事件,旨在对肺癌专科医生在肺癌领域的免疫治疗实践有所裨益,同时针对免疫治疗不良事件提供科学有效的好参谋。

《肺癌免疫治疗临床研究荟萃与不良事件解析》

编委会

名誉主编 高树庚 王 洁 陆 舜

主 编 胡 坚 宋启斌 杨 帆

副主编 滕 啸 张玉前 徐金明

编者团队 （按姓名拼音排序）

陈求名 浙江大学医学院附属第一医院

高树庚 中国医学科学院肿瘤医院

何天煜 浙江大学医学院附属第一医院

胡 坚 浙江大学医学院附属第一医院

黄旭华 浙江大学医学院附属第一医院

柯 磊 浙江大学医学院附属第一医院

李和权 浙江大学医学院附属第一医院

李 黎 浙江大学医学院附属第一医院

陆 舜 上海交通大学医学院附属胸科医院

吕冬青 浙江省台州医院

吕 望 浙江大学医学院附属第一医院

宋斌斌 嘉兴市第一医院

宋启斌 武汉大学人民医院

唐慕虎 浙江大学医学院附属第一医院

滕 啸 浙江大学医学院附属第一医院

王 洁 中国医学科学院肿瘤医院

王延烨　浙江大学医学院附属第一医院

王一青　浙江大学医学院附属第一医院

王懿娜　浙江大学医学院附属第一医院

吴志刚　浙江大学医学院附属第一医院

吴中杰　嘉兴市第一医院

吴子恒　浙江大学医学院附属第一医院

夏平会　浙江大学医学院附属第一医院

徐金明　浙江大学医学院附属第一医院

杨　帆　北京大学人民医院

叶　波　杭州师范大学附属医院

叶香华　浙江大学医学院附属第一医院

张玉前　浙江大学医学院附属第一医院

赵百亲　浙江大学医学院附属第二医院

赵　琼　树兰（杭州）医院

审稿团队（按姓名拼音排序）

曹　洋　广州中医药大学第一附属医院

段建春　中国医学科学院肿瘤医院

范　云　浙江省肿瘤医院

耿国军　厦门大学附属第一医院

耿　庆　武汉大学人民医院

何哲浩　浙江大学医学院附属第一医院

黄日胜　温州市中心医院

冷雪峰　四川省肿瘤医院

李　媛　复旦大学附属肿瘤医院

闾夏轶　浙江大学医学院附属第一医院

马金山　新疆维吾尔自治区人民医院

彭　俊　云南省第一人民医院

彭忠民　山东省立医院

蒲　强　四川大学华西医院

序

癌症是当今世界面临的重大挑战之一，而肺癌则是其中最为严重和普遍的类型之一。近年来，免疫治疗作为一种全新的治疗模式崭露头角，为肺癌患者带来新的希望和机遇。然而，免疫治疗带来的副作用和不良事件也不容忽视。

《肺癌免疫治疗临床研究荟萃与不良事件解析》一书的出版，也将带着我们深入探讨该领域的最新进展和挑战。本书全面总结了肺癌免疫治疗的临床研究概况，从免疫治疗临床试验的概述到免疫检查点抑制剂的临床研究，再到细胞治疗等，进行了多个方面详尽解读。本书同时重点关注免疫治疗在肺癌治疗中可能出现的不良事件，以便更好地指导临床实践和提高治疗效果。从肺癌免疫治疗的一般处理原则到各个系统可能出现的不良反应，本书将为临床医生和患者提供重要的参考资料，帮助他们更好地理解和应对治疗过程中可能出现的挑战。

本书邀请全国业界多学科众多专家学者共同撰写，丰富的实践经验和深刻见解将为读者提供宝贵的学习和借鉴资料。我们深信，通过共同努力，免疫治疗将为肺癌患者带来美好的希望。

最后，我们衷心希望本书能够成为广大医务人员、研究者和患者的重要参考书籍，助力肺癌治疗，为患者的健康福祉作出更大的贡献。让我们携手并肩，共同迎接肺癌治疗领域的挑战，为实现肺癌治疗的新突破而努力奋斗！

前　言

"健康中国 2030"总体框架规划了肿瘤总生存率提升 15％的宏伟目标,并提出了全生命周期慢病化管理的重要策略。在我国,肺癌的发病率和死亡率在实体肿瘤中均高居榜首。相关流行病学调查数据显示,目前其总生存率仅为 16％,若提升 15％,其总生存率也仅为 31％,距离世界卫生组织(WHO)界定的慢病概念——总 5 年生存率达 50％,仍相距甚远。如何实现肺癌防治全生命周期慢病化管理,仍然任重道远并极具挑战性。

2018 年的诺贝尔生理学或医学奖授予了肿瘤免疫基础与转化(PD-1/PD-L1)的重要科学家,具有重要的象征性意义,对于肿瘤免疫治疗的全球化及临床转化应用具有重大价值。肿瘤源于免疫"麻痹"(失监控),从病因学角度对肿瘤进行干预,恢复机体的自身免疫功能,实现免疫应答正常调控,将为肿瘤的治疗及疗效带来巨大变革。

免疫治疗的核心理念是激活人体自身的免疫系统,识别并攻击异常肿瘤细胞。与传统抗肿瘤治疗相比,免疫治疗具有病因学治疗的显著优势,包括改善生存率和减少相关副作用的发生。在肺癌的治疗中,PD-1/PD-L1 抑制剂的应用已成为免疫一线治疗的重要组成部分。随着肿瘤免疫治疗在临床应用的不断深化,其适应证选择和相关不良反应等已成为重要热点和学术焦点。因此,全球学术界开展了许多重要的临床研究,尤其是具有里程碑、标志性意义的全球及中国的经典临床研究。对晚期肺癌及围术期肺癌免疫治疗模式及相关策略,具有重要的引领作用,并不断优化提升;同时对临床不良反应,尤其是全身免疫相关不良事件的管理具有非常重要的临床价值和意义。

作为肺癌防治医务工作者,需要关注和聚焦重要的全球肺癌免疫治疗临床研究,充分解读临床研究或不良事件相关数据,实现免疫治疗相关不良反应的有效管理,认识免疫治疗的重要性及实现全程化慢病化管理。为实现肺癌诊治的更长生存,不断优化生存质量,以治愈期待为最终目标,"吾将上下而求索"。

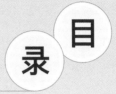

Contents 目录

第一部分　经典免疫治疗荟萃

第二部分　免疫不良事件解析

第一部分　经典免疫治疗荟萃

第一章

免疫治疗临床试验概述

癌症是导致人类死亡的第二大病因。其中,原发性肺癌是我国乃至全球最常见的恶性肿瘤之一。在原发性肺癌中,非小细胞肺癌(non-small cell lung cancer,NSCLC)占比为 $80\%\sim85\%$。尽可能延长患者生命、提高患者生存质量、促使患者"治愈",成为医学发展的目标,而免疫治疗就是科学家们近些年取得的重要成果之一。

免疫治疗的历史要追溯到 19 世纪 80 年代,美国纽约的年轻骨科医生威廉·科利(William Coley)利用链球菌感染治疗恶性肉瘤,他将灭活的链球菌和非致病性的黏氏沙雷菌注射入患者瘤内,有半数患者的肿瘤经治疗后明显消退。科利的尝试开启了癌症免疫疗法的大门,他本人也作为"癌症免疫疗法之父"在历史上留下了浓墨重彩的一笔。

此后,科学家们前赴后继,不断推动免疫治疗向前发展。20 世纪初,德国药物学家保罗·埃尔利希(Paul Ehrlich)提出了侧链形成学说,为人类勾勒出抗原抗体的雏形,他也因此于 1908 年获得诺贝尔生理学或医学奖。1984 年,罗森伯格(Rosenberg)在临床试验中利用白介素 2(IL-2)治愈了黑色素瘤患者。1999 年,陈列平教授首先发现了 B7 家族的第三个成员 B7-H1(即 PD-L1)。2000 年,本庶佑(Tasuku Honjo)和戈登·弗里曼(Gordon Freeman)等在哈佛大学鉴定了新的 B7 分子(克隆 129),并发现其与 PD-1 的相互作用;随后,克隆 129 被改名为 PD-L1,用于表示 PD-1 的配体 1,他们还进一步确定了另一种配体 PD-L2。2010 年,人类历史上首个用于前列腺癌的治疗性肿瘤疫苗普列威(Provenge)经美国食品药品监督管理局(Food and Drug Administration,FDA)批准上市。普列威是一种治疗性肿瘤疫苗,用于已经确诊的前列腺癌,能使晚期前列腺癌患者的平均存活时间延长 4 个月以上。2012 年,嵌合抗原受体 T 细胞免疫治疗(chimeric antigen receptor T-cell immunotherapy,CAR-T)的先驱——宾夕法尼亚大学卡尔·琼(Carl June)教授使用第二代CD19 CAR-T治愈了7岁的急性淋巴性白血病女孩。然而,免疫治疗的时代还差一个推手——临床试验。

在免疫治疗的诞生、发展与完善中,临床试验是其一步步向前推动的重要环节。不论何种治疗方式,在被允许用于临床治疗前,都必须经过严格的临床试验的验证。

国家药品监督管理局、国家卫生健康委员会2020年4月颁布的《药物临床试验质量管理规范》中定义,临床试验是指在人体(患者或健康志愿者)进行药物的系统性研究,以证实或揭示试验药物的作用、不良反应和(或)吸收、分布、代谢和排泄,目的是确定试验药物的疗效与安全性。

临床试验最重要的前提是必须符合伦理要求,必须尊重参加试验者的人格,必须符合参加试验者的利益。而且在试验期间,参加者可以不需要任何理由而不再继续试验。所有人都无权干涉其选择。

2008年,百时美施贵宝(Bristol Myers Squibb,BMS)公司注册第一个与非小细胞肺癌相关的PD-1抑制剂(BMS936558)即纳武利尤单抗(nivolumab)的Ⅰ期剂量范围临床研究(NCT00730639),首次在黑色素瘤、肾细胞癌(renal cell carcinoma,RCC)和非小细胞肺癌中证实了PD-1抑制剂的抗肿瘤活性。此后,PD-1/PD-L1相关的临床研究便如雨后春笋般涌现。经过众多精心设计和实施的临床试验后,肺癌免疫治疗也逐渐从探索到规范。

有了诸多关键的临床试验数据支持,FDA于2011年批准了首个免疫检查点抑制剂(immune checkpoint inhibitors,ICI)——anti-CTLA-4单抗——伊匹木单抗(ipilimumab)上市,用于晚期黑色素瘤的二线治疗。首个ICI的上市使得针对免疫检查点分子的新型免疫疗法席卷全球,这标志着肿瘤免疫治疗进入了新时代。2013年,免疫疗法被《科学》(Science)杂志评为十大科学突破之首,新兴的PD-1抑制剂在癌症治疗领域备受瞩目,一时间名声大噪,成为整个医学界和全球肿瘤患者关注的焦点,也吸引了越来越多患者的目光。2014年9月,默沙东的帕博利珠单抗(pembrolizumab)获FDA批准用于治疗不可切除或转移的黑色素瘤,这是FDA批准的首个PD-1抑制剂。同年12月,BMS公司的纳武利尤单抗获FDA加速批准用于治疗晚期黑色素瘤患者。纳武利尤单抗的适应证有6个癌种,包括既往经过治疗的晚期非小细胞肺癌。此后,PD-1/PD-L1抑制剂掀开了肺癌治疗领域的新篇章。我国也自2018年起批准上市多种免疫检查点抑制剂,国产药物的发展也逐步赶上国外的步伐。

本书分两个部分:第一部分系统罗列国内外已注册的免疫相关临床试验,

并根据重要性对其进行分级;第二部分分系统阐述免疫治疗相关不良事件及其处理。

在第一部分中,我们主要检索了 ClinicalTrials. gov 和 www. chictr. org. cn (中国临床试验注册中心)等临床试验注册网站中近些年来申请的关于肺癌免疫治疗的临床试验,内容包括肺癌疫苗、免疫检查点抑制剂、细胞治疗、免疫系统调节剂和其他(如胸腺素、联合中药等)。总共收录临床试验 148 项,并按重要等级分为 A、B 两个类别。其中,A 类为已有结果且影响肺癌免疫治疗方向,形成指南的临床试验,共 68 项;B 类为已有结果,积极论证与推动肺癌免疫治疗的临床试验,共 80 项。

希望通过对这些临床试验的整理归纳,可以帮助行业学者、临床医生等较为全面地了解肺癌免疫治疗临床试验现状,并且在以下三个方面取得收获。

1.通过学习 A 类临床试验,可以掌握免疫治疗的相关临床应用规范,对临床医生使用这些规范发挥积极的指导作用。

2.通览学习各类临床试验,可以发现一些尚未解决或者论证不够充分的问题,在之后的临床试验设计上有新的思路。

3.在临床医疗中,可以应用大数据来检验这些临床试验研究,进一步补充论证临床试验的准确性。

第二章

PD-1/PD-L1 抑制剂临床研究概述

　　长期以来,免疫抑制是癌症治疗过程中最大的难题之一。随着程序性死亡受体 PD-1 的发现,科研人员能够通过靶向免疫抑制检查点受体——PD-1 及其配体(PD-L1,PD-L2)对癌细胞产生免疫抑制作用。对于驱动基因阴性的晚期非小细胞肺癌(non-small cell lung cancer,NSCLC)患者,传统含铂双药化疗的中位无进展生存期(median progression free survival,mPFS)仅有 4～6 个月,中位总生存期(median overall survival,mOS)仅有 10～12 个月,而免疫治疗能为驱动基因阴性的晚期 NSCLC 患者带来生存获益。

一、免疫检查点抑制剂的作用机制

　　什么是免疫检查点抑制剂? 既往对癌症的常规疗法大多针对癌细胞本身,从而间接提高免疫系统攻击癌细胞的能力。研究者发现,在肿瘤中 T 细胞激活的受体和配体不会被过表达,但抑制 T 细胞激活的受体在肿瘤及其微环境中会过表达。该发现使得科学家们开发出可以减少肿瘤脱靶效应的抗体疗法——免疫检查点抑制剂。免疫检查点抑制剂可以使原本失去效应活性的 T 细胞重新被激活,发挥攻击作用。

　　细胞毒性 T 淋巴细胞相关蛋白 4(cytotoxic T-lymphocyte-associated protein 4,CTLA4)是第一个被鉴定的抑制受体,它主要位于 T 细胞,并参与抑制 T 细胞效应。CTLA4 的活性一旦被人为抑制,就能使 T 细胞充分地被激活,这对肿瘤免疫反应有正面的调控作用。此外,CTLA4 还能抑制 CD4 细胞的激活,并促进 Treg 细胞的抑制作用。这也意味着,CTLA4 的封锁只适用于肿瘤区域已经存在 CD4 细胞和 Treg 细胞的情况,它不能在非免疫的肿瘤中发挥作用。因此,CTLA4 只能促进持续的免疫反应。BMS 公司研发的 CTLA4 抑制抗体伊匹木单抗(ipilimumab)于 2010 年获得 FDA 批准,被用于治疗黑色素瘤,这是 FDA 批准的首个用于抑制免疫检查点的药物。

与 CTLA4 不一样的是,PD-1 位于成熟 T 细胞和外周组织,能够调控肿瘤组织内 T 细胞的活性,而 CTLA4 只有在抗原呈递细胞(antigen-presenting cells,APC)提呈抗原之后才会在 T 细胞上表达,这使得 PD-1 具有更高的临床疗效。PD-1 位于 T 细胞,能够与基质细胞中的 PD-L1 结合,两者结合后使 T 细胞失去攻击癌细胞的能力。PD-L1 与 PD-1 的结合作为介导 T 细胞活化的共抑制信号,抑制 T 细胞的杀伤功能,对人体免疫应答起到负调节作用,恢复机体对癌细胞的免疫杀伤功能。基于这种原理,纳武利尤单抗(nivolumab)和帕博利珠单抗两种抗 PD-1 单抗应运而生,它们能够抑制 PD-1/PDL-1 的相互作用,从而使 T 细胞对靶标进行攻击。

当前,针对 NSCLC 的免疫治疗已在临床广泛展开。8 种药物已获批在国内上市或取得良好的Ⅲ期临床试验结果(见表 2-1)。同时,对晚期 NSCLC 的治疗也已经形成相应的路径图(见图 2-1)。

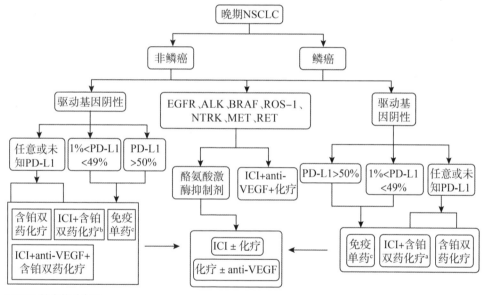

NMPA 批准的适应证:

a:帕博利珠单抗联合卡铂和紫杉醇治疗鳞状 NSCLC;或替雷利珠单抗联合卡铂和紫杉醇/白蛋白紫杉醇治疗鳞状 NSCLC

b:帕博利珠单抗联合培美曲塞及铂类治疗非鳞 NSCLC;或卡瑞利珠单抗联合培美曲塞及卡铂治疗非鳞 NSCLC;或信迪利单抗联合培美曲塞及铂类治疗非鳞 NSCLC

c:帕博利珠单抗单药治疗非鳞及鳞状 NSCLC

anti-VEGF:贝伐珠单抗和经 NMPA 批准的贝伐珠单抗生物类似物

VEGF:血管内皮生长因子

图 2-1 晚期 NSCLC 治疗路径图

表2-1　NSCLC治疗领域已上市或公布Ⅲ期研究结果的PD-1/PD-L1抑制剂产品列表（截至2021年4月）

类型	PD-1					PD-L1		
通用名	帕博利珠单抗	纳武利尤单抗	信迪利单抗	卡瑞利珠单抗	替雷利珠单抗	度伐利尤单抗	阿替利珠单抗	舒格利单抗
通用名英文	Pembrolizumab	Nivolumab	Sintilimab	Camrelizumab	Tislelizumab	Dervalumab	Atezoizumab	Sugemalimab
商品名	可瑞达	欧狄沃	达伯舒	艾瑞卡	百泽安	英飞凡	泰圣奇	/
商品名英文	Keytruda	Opdivo	Tyvyt	/	/	Imfinzi	Tecentriq	/
生产商	默沙东	百时美施贵宝	信达生物	恒瑞医药	百济神州	阿斯利康	罗氏	基石
抗体类型	人源化IgG$_4$	全人源IgG$_4$	全人源IgG$_4$	人源化IgG$_4$	人源化IgG$_4$	全人源IgG$_1$	人源化IgG$_1$	全人源IgG$_4$
NMPA获批	一线	二线	一线	一线	一线	Ⅲ期不可切	尚未获批	尚未获批
	鳞癌及非鳞癌	鳞癌及非鳞癌	非鳞癌	非鳞癌	鳞癌	NSCLC		
FDA获批	一线及二线	一线至二线	尚未获批	尚未获批	尚未获批	Ⅲ期不可切	一线及二线	尚未获批
	鳞癌及非鳞癌	鳞癌及非鳞癌				NSCLC	鳞癌/非鳞癌	

PD-1:程序性死亡分子-1；PD-L1:程序性死亡分子配体-1；NSCLC:非小细胞肺癌；NMPA:国家药品监督管理局；FDA:美国食品药品监督管理局

2008 年，BMS 公司注册了与非小细胞肺癌相关的第一个 PD-1 抑制剂（DMS-936558）纳武利尤单抗（O 药）的Ⅰ期剂量范围临床研究（NCT00730639），这项研究首次在黑色素瘤、肾细胞癌（renal cell carcinoma，RCC）和鳞状/非鳞状非小细胞肺癌（squamous/non-squamous NSCLC）中证实了 PD-1 单抗的抗肿瘤活性；此后，PD-1/PD-L1 相关的临床研究便如雨后春笋般涌现。

当前已有充分的临床研究证据证明 PD-1/PD-L1 抑制剂对非小细胞肺癌的作用，包括驱动基因突变阴性 NSCLC 患者的晚期一线治疗、晚期二线免疫治疗、Ⅲ期不可切除的治疗、早期新辅助/辅助治疗。对于驱动基因突变阳性的 NSCLC 患者，目前临床证据仍不充分，仍待更多大型Ⅲ期临床研究提供数据支持。

KEYNOTE-024（NCT02142738）是靶向 PD-1 抗体（帕博利珠单抗）单药对比化疗方案的一项全球、随机、开放标签的Ⅲ期临床研究。研究入组了来自 16 个国家 142 个地区的 305 例患者，这些患者随机接受帕博利珠单抗治疗（$n=154$）或化疗（$n=151$）。该项研究的结果表明，与接受含铂双药化疗的患者相比，接受帕博利珠单抗治疗患者的总体生存期（中位 OS：26.3 个月 vs 13.4 个月）和无进展生存期（中位 PFS：7.7 个月 vs 5.5 个月）都显著延长。2016 年，FDA 批准帕博利珠单抗用于 PD-L1≥50% 的驱动基因阴性晚期 NSCLC 患者的一线治疗。

KEYNOTE-042（NCT03850444）研究进一步探索了帕博利珠单抗单药一线治疗 PD-L1≥1% 的 NSCLC 患者的效果，结果显示帕博利珠单抗组患者的中位生存期均优于单独化疗组，其中对 PD-L1≥50% 人群的疗效最为显著。随访数据显示，PD-L1≥1% 的患者经帕博利珠单抗单药一线治疗 3 年的总生存率可达 25%。KEYNOTE-042 中国人群数据同样证明了帕博利珠单抗单药一线治疗较化疗在各 PD-L1 表达人群（≥50%；≥20%；≥1%）中均有中位 OS 获益（PD-L1≥50%：24.5 个月 vs 13.8个月，$HR=0.63$；PD-L1≥1%：20.2 个月 vs 13.5 个月，$HR=0.67$）。该研究将帕博利珠单抗治疗的优势人群由 PD-L1≥50% 扩展至 PD-L1≥1% 的驱动基因阴性晚期 NSCLC 患者。2019 年，FDA 和 NMPA 批准了帕博利珠单抗单药一线治疗的适应证。

PACIFIC（NCT02125461）研究在接受含铂同步放化疗后未发生疾病进展的不可切除Ⅲ期 NSCLC 患者中进行，评估了度伐利尤单抗巩固治疗对比安慰剂的疗效。结果显示，度伐利尤单抗治疗的 OS 相比安慰剂组显著延长（47.5 个月 vs 29.1 个月，$HR=0.71$），生存率也提高（4 年：49.6% vs 36.3%）。目前，FDA 和 NMPA 批准度伐利尤单抗用于不可切除Ⅲ期 NSCLC 患者同步放化疗后的巩固治疗。

IMpower150(NCT02366143)是靶向 PD-L1 抗体(阿替利珠单抗)治疗联合抗血管药治疗方案的一项全球多中心、随机对照的Ⅲ期临床研究。研究入组的 1202 例患者来自全球 26 个国家和地区。该项研究的主要结果表明,与贝伐珠单抗+卡铂+紫杉醇方案患者相比,接受了阿替利珠单抗+贝伐珠单抗+卡铂+紫杉醇治疗的患者总体生存期(中位 OS:19.5 个月 vs 14.7 个月)和无进展生存期(中位 PFS:8.3 个月 vs 6.8 个月)都显著延长。

当前,早期 NSCLC 患者的免疫治疗也在积极探索中。目前,多项Ⅰ期/Ⅱ期临床研究的结果显示其具有良好的免疫应答和临床获益。近期公布的临床研究数据显示,如 KEYNOTE-091、CheckMate-816、Impower010 等研究均获得喜人成果,这进一步放宽了辅助/新辅助免疫治疗 NSCLC 的适应证。另外,针对免疫治疗后相关不良事件,美国国家综合癌症网络(National Comprehensive Cancer Network,NCCN)及中国临床肿瘤学会(Chinese Society of Clinical Oncology,CSCO)指南指出,免疫相关不良事件(immune-related adverse events,irAEs)的发生可能与 ICIs 改变了机体的免疫状态有关。CTLA4 通路在 T 细胞反应的启动阶段起抑制作用,激活淋巴结内 T 细胞,同时影响 Treg 细胞等的功能,故 CTLA4 抗体引起的 irAEs 较广泛、发生率较高、特异性较小、毒性较强。PD-1/PD-L1 抑制剂在 T 细胞效应阶段发挥作用,主要激活外周组织中的 T 细胞,因此引起的 irAEs 发生率较 CTLA4 抑制剂低,且特异性较强。同时使用 CTLA4 和 PD-1/PD-L1 抑制剂,毒性会显著增加。目前,越来越多针对 irAEs 的临床研究在进行中,期待有更多结果和证据公布,进一步完善对 irAEs 的诊疗机制。

第三章

嵌合抗原受体 T 细胞免疫治疗(CAR-T)临床研究概述

一、CAR-T 细胞治疗简介

嵌合抗原受体 T 细胞免疫治疗(CAR-T)通过提取患者基因进行人为改造,使患者自身的 T 细胞成为攻击癌症的细胞武器。其在治疗几种血液系统恶性肿瘤方面表现不俗。已获批的两款 CAR-T 细胞疗法(Kymriah 和 Yescarta)在治疗 B 细胞急性淋巴性白血病(acute lymphoid leukemia,ALL)和弥漫性大 B 细胞淋巴瘤(diffuse large B-cell lymphoma,DLBCL)方面表现出色。

2017 年,美国 FDA 批准了第一款免疫细胞治疗药物——靶向 CD19 的 CAR-T(CTL019,Kymriah),从而掀起了医疗创新的新前沿,揭开了免疫细胞治疗的序幕。2021 年 6 月,我国药品监督管理局批准我国首个自体 CAR-T 细胞疗法产品阿基仑赛注射液(商品名:奕凯达)上市,获批的适应证为成人复发或难治性大 B 细胞淋巴瘤。目前,CAR-T 细胞疗法在血液系统恶性肿瘤方面的研究相对成功,而对实体瘤(如肺癌)的成功研究有限。根据 ClinicalTrial.gov 的登记情况,就 CAR-T 细胞疗法而言,目前全球已经开展了相关临床试验 600 多项,大多针对血液系统恶性肿瘤,实体瘤研究只占约 1/4,其中大部分集中于非小细胞肺癌。

二、CAR-T 细胞疗法在肺癌治疗中的研究进展

由于 T 细胞在骨髓中循环,CAR-T 细胞可与骨髓中独有的 CD19 靶向抗原结合,进而消灭癌细胞,因此 CAR-T 细胞疗法在血液肿瘤中已得到大量应用。但是关于 CAR-T 在实体肿瘤中的研究进展缓慢。由于没有类似 CD19 的特异靶向抗原,CAR-T 细胞也会与正常(非肿瘤)细胞上的靶向抗原结合,引起

器官疾病等毒副反应，这就导致 CAR-T 细胞疗法可能产生难以预估的副作用；同时，如何让 T 细胞在该组织中停留足够长的时间，以产生抗肿瘤反应，也是 CAR-T 细胞疗法治疗的另一大难题。因此，寻求合适的靶向抗原是目前 CAR-T 细胞疗法研究关注的重点。

表皮生长因子受体(epithelial growth factor receptor, EGFR)是 NSCLC 常见的驱动基因，与肿瘤增殖、新血管形成和转移有关。重组抗 EGFR CAR-T 细胞具有针对 EGFR 阳性癌细胞的特异性溶细胞活性，从而精确消灭癌细胞。NSCLC 最常见的 CAR-T 靶向抗原包括 EGFR、CEA、PD-L1、CD80/CD86 等，其他 CAR-T 细胞靶向抗原包括神经节苷脂 GD2、黑色素瘤相关抗原(MAGE)-A1、MAGE-A4 和 Lewis-Y 抗原等。

2020 年 8 月，*Oncogenesis* 杂志发表的一项研究证明了靶向 PD-L1 的 CAR-T 细胞在体外具有抗实体瘤活性。不仅如此，体内 PD-L1 高表达的 NSCLC 异种移植肿瘤小鼠也获得了延长缓解。这项发现为支持 CAR-T 细胞靶向 PD-L1 来治疗 NSCLC 和其他实体恶性肿瘤提供了临床前证据。

临床研究中，靶向 PD-L1 和 CD80/CD86 的自体 CAR-T 细胞在 I 期早期研究(NCT03060343)中被用于治疗复发性或难治性 NSCLC，以确定其安全性、耐受性和植入潜力。另一项 I 期临床研究(NCT03330834)也正在测试抗 PD-L1-CAR-T 细胞疗法在晚期 PD-L1 阳性 NSCLC 患者中的安全性和有效性。

解放军总医院韩为东教授团队在国内率先开展 CAR-T 细胞疗法研究，该团队利用以 EGFR 为靶点的 CAR-T 细胞治疗 EGFR 表达强阳性(EGFR 表达超过 50%)的晚期难治性 NSCLC 患者。研究结果显示，其中 1 例患者疗效可评价，2 例患者肿瘤明显缩小，5 例患者病情稳定。患者可以耐受 3~5 天的抗 EGFR-CAR-T 细胞灌注，而无严重毒性反应。中山大学进行的一项 I 期临床试验(NCT04153799)正在评估 CXC 趋化因子受体(CXCR)5 型修饰的抗 EGFR-CAR-T 细胞在治疗晚期 EGFR 阳性患者中的有效性和安全性。

在 NSCLC 的 CEA-CAR-T 细胞治疗中，中南大学湘雅二医院肿瘤中心胡春宏教授、马进安副教授带领的学术团队曾采用第三代(scfv-CD28-4-1BB/CD3ζ)CEA-CAR-T 细胞成功治疗了一位既往接受手术治疗、化疗、放疗、吉非替尼靶向治疗、PD-1 单抗免疫治疗等综合治疗后疾病进展的女性肺癌患者，结果显示第三代 CEA-CAR-T 细胞治疗的毒副作用可控，远期疗效还在进一步随访观察中。

在小细胞治疗领域，大约 80% 的小细胞肺癌(small cell lung cancer, SCLC)患者肿瘤组织可见 DLL3 阳性表达，而 DLL3 在正常组织中几乎不表达。AMG 119 靶向治疗 SCLC 的研究正在进行。目前,AMG 119 试验预计招募 41 位 SCLC 患者,所招募的患者已使用过至少一种含铂化疗方案且疾病进展或复发。针对该靶点,也有些药物正在研究中,如特司林-洛伐妥珠单抗(rovalpituzumab tesirine,Rova-T)。另外,还有一项 AMG 757 治疗 SCLC 的 I 期临床试验在进行中,作用靶点也是 DLL3。

三、展望与预期

目前,全球在开展的 CAR-T 细胞临床研究有 600 余项,其中我国的相关研究就占到了一半以上。当前的临床和基础研究主要从以下几个方面着手突破:如何让 CAR-T 细胞"智能"识别肿瘤细胞,如何跟踪监测细胞因子释放综合征(cytokine release syndrome,CRS),如何早期识别毒性"弱化"的肿瘤微环境,如何让 CAR-T 细胞更耐受。

癌症已经成为现代医学的主要挑战,现代的免疫疗法已经引发了一场癌症治疗方法的革命。CAR-T 细胞通过改造患者的内源性免疫细胞,提供了较安全的针对特定癌症抗原的方法。然而,针对不同类型的癌症以及在减小副作用方面,这些免疫疗法还有很大的发展空间。相信未来我们会看到更多、更加安全高效的肿瘤免疫疗法广泛用于临床,为精准化个体化肿瘤治疗模式添砖加瓦。

第四章

A 类临床研究

一、Nivolumab & Ipilimumab

1. 项目名称: A safety trial of nivolumab in patients with advanced or metastatic non-small cell lung cancer who have progressed during or after receiving at least one prior chemotherapy regimen(CheckMate153).

项目注册号: NCT02066636

项目主要终点: 安全性。

项目次要终点: 无进展生存期(progression-free survival,PFS)和总生存期(overall survival,OS)。

研究路径: 共计 1428 名患者入组,252 名患者接受 1 年纳武利尤单抗治疗后随机分为两组——继续纳武利尤单抗治疗组(A 组)和观察组(B 组),两组分别入组 127 名和 125 名患者。

研究结果/结论: 在接受治疗的 1428 名患者中,252 名被随机分配到连续治疗组(即 A 组,$n=127$)或 1 年固定持续治疗组(即 B 组,$n=125$)治疗[意向治疗人群]。其中,A 组和 B 组分别有 89 名和 85 名患者没有进展(无进展生存人群)。随机分配后的最短随访时间为 13.5 个月,与 1 年固定持续治疗相比,连续治疗的中位 PFS 更长。在 PFS(连续治疗组 vs 1 年固定持续治疗组:未达到 vs 32.5 个月;HR$=0.61$;95%CI:$0.37\sim0.99$)和意向治疗分析(连续治疗组 vs 1 年固定持续治疗组:未达到 vs 28.8 个月;HR$=0.62$;95%CI:$0.42\sim0.92$)人群,很少发生与新发治疗相关的不良事件。

发表的论文:

• Waterhouse DM,et al. Continuous versus 1-year fixed-duration nivolumab in previously treated advanced non-small-cell lung cancer: CheckMate 153. J Clin

Oncol,2020,38(33):3863-3873.

是否被指南采纳:否。

学术大会交流情况:2017 年 ESMO 等。

2. 项目名称:Study of nivolumab（BMS-936558）in patients with advanced or metastatic squamous cell non-small-cell lung cancer who have received at least 2 prior systemic regimens.

项目注册号:NCT01721759

项目主要/次要终点:客观反应的患者比例,研究者评估的客观缓解率（objective response rate,ORR）。

研究路径:该研究为 2 期单臂临床试验。之前接受过两次或多次治疗的患者每 2 周接受一次静脉注射纳武利尤单抗（3mg/kg）,直至疾病进展或出现不可接受的毒性反应。

研究结果/结论:研究招募并治疗了 117 名患者。根据独立放射学审查委员会的评估,117 名患者中有 17 名（14.5%;95%CI:8.7~22.2)有客观反应。中位反应时间为 3.3 个月（四分位数 2.2~4.8）,未达到中位反应持续时间（95%CI:8.31~不适用）;在分析时,17 份回复中有 13 份（77%）仍在进行中。117 名患者中有 30 名（26%）病情稳定（中位持续时间为 6.0 个月,95%CI:4.7~10.9）。117 名患者中有 20 名（17%）报告了 3~4 级治疗相关不良事件,包括疲劳[117 名患者中有 5 名（4%）]、肺炎[4 名（3%）]和腹泻[3 名（3%）]。

发表的论文:

• Rizvi NA,et al. Activity and safety of nivolumab,an anti-PD-1 immune checkpoint inhibitor,for patients with advanced,refractory squamous non-small-cell lung cancer（CheckMate 063）:a phase 2,single-arm trial. Lancet Oncol,2015,16(3):257-265.

是否被指南采纳:否。

学术大会交流情况:2015 年 WCLC 等。

3. 项目名称:Has results efficacy study of nivolumab compared to docetaxel in subjects previously treated with advanced or metastatic non-small-cell lung cancer（CheckMate 078）.

项目注册号:NCT02613507

项目主要终点:总生存期（OS）。

项目次要终点:客观反应率、无进展生存期(PFS)和安全性。

研究路径:研究入组人群主要为中国患者($n=451$),同时入组少量俄罗斯患者($n=45$)和新加坡患者($n=8$),按 2:1 随机分配接受纳武利尤单抗($n=338$)或多西他赛($n=166$)治疗,至疾病进展或患者出现不可耐受的毒性反应。

研究结果/结论:纳武利尤单抗组($n=338$)与多西他赛组($n=166$)相比,OS 显著改善;中位 OS(95%CI)分别为 12.0(10.4~14.0)个月和 9.6(7.6~11.2)个月;风险比(97.7%CI)为 0.68(0.52~0.90);$P=0.0006$。纳武利尤单抗的客观缓解率为 17%,未达到中位反应持续时间,而多西他赛的客观缓解率为 4%,中位反应持续时间为 5.3 个月;最短随访时间为 8.8 个月。3 级或更高级别的治疗相关不良事件的发生频率在纳武利尤单抗组为 10%,在多西他赛组为 48%。

发表的论文:

· Wu YL, et al. Nivolumab versus docetaxel in a predominantly Chinese patient population with previously treated advanced NSCLC: CheckMate 078 randomized phase Ⅲ clinical trial. J Thorac Oncol, 2019, 14(5): 867-875.

是否被指南采纳:是。

学术大会交流情况:2018 年 CSCO, 2019 年 CSCO 等。

4. 项目名称: Nivolumab in combination with ipilimumab(part 1); nivolumab plus ipilimumab in combination with chemotherapy(part 2)as first-line therapy in stage Ⅳ non-small cell lung cancer(CheckMate 568).

项目注册号:NCT02659059

项目主要终点:客观缓解率(ORR)。

项目次要终点:疗效。

研究路径:288 名接受过化疗的Ⅳ期 NSCLC 患者接受纳武利尤单抗 3mg/kg Q2W+伊匹木单抗 1mg/kg Q6W 治疗 2 年。

研究结果/结论:在可检测的已治疗肿瘤患者中,288 名患者中有 252 名(88%)可评估 PD-L1 表达,120 名患者中有 98 名(82%)可评估肿瘤突变负荷(tumor mutation burden, TMB)。总体而言,ORR 为 30%;在肿瘤 PD-L1 表达≥1%及<1%的患者中,ORR 分别为 41%和 15%。ORR 随着 TMB 的升高而增加,在≥10 突变/兆碱基(mut/Mb)时趋于稳定。无论 PD-L1 表达如何,TMB≥10mut/Mb($n=48$:PD-L1≥1%,48%;PD-L1<1%,47%)的患者的 ORR 更高;<10mut/Mb($n=50$:PD-L1≥1%,18%;PD-L1<1%,5%),并且与

TMB<10mut/Mb 的患者相比,TMB≥10mut/Mb 的患者的无进展生存期更长(中值,7.1 个月 vs 2.6 个月)。29%的患者发生了 3~4 级治疗相关不良事件。纳武利尤单抗联合低剂量伊匹木单抗作为晚期/转移性 NSCLC 患者的一线治疗是有效且可耐受的。

发表的论文:

• Ready N,et al. First-line Nivolumab plus ipilimumab in advanced non-small-cell lung cancer(CheckMate 568):outcomes by programmed death ligand 1 and tumor mutational burden as biomarkers. J Clin Oncol,2019,37(12):992-1000.

是否被指南采纳:否。

学术大会交流情况:2018 年 AACR 等。

5. 项目名称: An investigational immuno-therapy trial of nivolumab, or nivolumab plus ipilimumab,or nivolumab plus platinum-doublet chemotherapy, compared to platinum doublet chemotherapy in patients with stage Ⅳ non-small cell lung cancer(NSCLC)(CheckMate 227).

项目注册号:NCT02477826

项目主要终点:总生存期(OS);无进展生存期(PFS)。

项目次要终点:客观缓解率(ORR)。

研究路径: CheckMate 227 是一项开放性Ⅲ期临床研究,共分为下列 3 个部分。

第Ⅰa 部分:在 PD-L1 表达的肿瘤患者中,评估与化疗相比,纳武利尤单抗联合低剂量伊匹木单抗以及纳武利尤单抗单药治疗的效果。

第Ⅰb 部分:在不表达 PD-L1 的肿瘤患者中,评估与化疗相比,纳武利尤单抗联合低剂量伊匹木单抗以及纳武利尤单抗联合化疗的效果。

第Ⅱ部分:在不考虑 PD-L1 或 TMB 的患者群中,比较纳武利尤单抗联合化疗与化疗的效果。

研究结果/结论:

第Ⅰa 部分结果:与化疗相比,纳武利尤单抗加伊匹木单抗的高肿瘤突变负荷患者的 PFS 显著延长。纳武利尤单抗加伊匹木单抗的 1 年无进展生存率为 42.6%,而化疗为 13.2%;中位 PFS 分别为 7.2 个月(95%CI:5.5~13.2)和 5.5个月(95%CI:4.4~5.8)(疾病进展或死亡的风险比为 0.58;97.5%CI:0.41~0.81;$P<0.001$);ORR 分别为 45.3%和26.9%。纳武利尤单抗加伊匹

木单抗优于化疗的获益在亚组内大体一致,包括 PD-L1 表达水平≥1% 的患者和 PD-L1 表达水平<1% 的患者。纳武利尤单抗加伊匹木单抗的 3 级或 4 级治疗相关不良事件的发生率为 31.2%,化疗的为 36.1%。

第Ⅰb部分结果:在 PD-L1 表达水平≥1% 的患者中,纳武利尤单抗加伊匹木单抗与化疗的中位 OS 分别为 17.1 个月(95%CI:15.0～20.1)和 14.9 个月(95%CI:12.7～16.7),$P=0.007$;2 年总生存率分别为 40.0% 和 32.8%;中位缓解持续时间分别为 23.2 个月和 6.2 个月。在 PD-L1 表达水平<1% 的患者中也观察到了总体生存获益,纳武利尤单抗加伊匹木单抗的中位持续时间为 17.2 个月(95%CI:12.8～22.0),化疗的为 12.2 个月(95%CI:9.2～14.3)。在试验的所有患者中,纳武利尤单抗加伊匹木单抗的中位 OS 为 17.1 个月(95%CI:15.2～19.9),化疗的为 13.9 个月(95%CI:12.2～15.1)。纳武利尤单抗加伊匹木单抗出现 3 级或 4 级治疗相关不良事件的患者百分比为 32.8%,化疗的为 36.0%。

第Ⅱ部分结果:在不考虑 PD-L1 状态的患者群中,纳武利尤单抗加伊匹木单抗联合化疗较单纯化疗在非鳞癌中没有达到 OS 的主要终点,两组的中位 OS 分别为 18.83 个月和 15.6 个月(风险比为 0.86;95%CI:0.69～1.08)。

发表的论文:

• Hellmann MD,et al. Nivolumab plus ipilimumab in advanced non-small-cell lung cancer. N Engl J Med,2019,381(21):2020-2031.

• Hellmann MD,et al. Nivolumab plus ipilimumab in lung cancer with a high tumor mutational burden. N Engl J Med,2018,378(22):2093-2104.

• Reck M,et al. First-line nivolumab plus ipilimumab versus chemotherapy in advanced NSCLC with 1% or greater tumor PD-L1 expression:patient-reported outcomes from CheckMate 227 Part 1. J Thorac Oncol,2021,16(4):665-676.

• Reck M,et al. Nivolumab plus ipilimumab versus chemotherapy as first-line treatment in advanced non-small-cell lung cancer with high tumour mutational burden:patient-reported outcomes results from the randomised,open-label,phaseⅢ CheckMate 227 trial. Eur J Cancer,2019,116:137-147.

是否被指南采纳:是。

学术大会交流情况:2018 年 AACR、CSCO 等。

6.项目名称:

• Study of BMS-936558(nivolumab) compared to docetaxel in previously treated advanced or metastatic squamous cell non-small cell lung cancer (NSCLC)(CheckMate 017).

· Study of BMS-936558(nivolumab) compared to docetaxel in previously treated metastatic non-squamous NSCLC(CheckMate 057).

项目注册号: NCT01642004;NCT01673867。

项目主要终点: 总生存期(OS)。

项目次要终点: 无进展生存期(PFS);客观缓解率(ORR)等。

研究路径: 两项研究纳入的是Ⅲb/Ⅳ期,美国东部肿瘤协作组(Eastern Cooperative Oncology Group,ECOG)活动状态(performance status,PS)评分≤1分,以及经过一线含铂化疗后疾病进展的 NSCLC 患者($n=854$; CheckMate 017 与 057 合并),以 1:1 的比例随机分配至纳武利尤单抗组(3mg/kg Q2W)和多西他赛组(75mg/m² Q3W),直至疾病进展或出现不可接受的毒性。在完成初步分析后,多西他赛组进展患者可以交叉接受纳武利尤单抗治疗。

研究结果/结论: 在合并 CheckMate 017 和 057 人群中,与多西他赛组相比,纳武利尤单抗组患者的 OS 仍然更长(HR=0.68;95%CI:0.59～0.78)。纳武利尤单抗组和多西他赛组患者的 5 年生存率分别为 13.4% 和 2.6%。在鳞状和非鳞状组织类型中,纳武利尤单抗组患者的 5 年生存率分别为12.3%和14.0%,多西他赛组分别为 3.6% 和 2.1%。可见使用纳武利尤单抗的效果更优。

发表的论文:

· Brahmer J,et al. Nivolumab versus docetaxel in advanced squamous-cell non-small-cell lung cancer. N Engl J Med,2015,373(2):123-135.

· Horn L,et al. Nivolumab versus docetaxel in previously treated patients with advanced non-small-cell lung cancer:two-year outcomes from two randomized,open-label,phase Ⅲ trials(CheckMate 017 and CheckMate 057). J Clin Oncol,2017,35(35):3924-3933.

· Borghaei H,et al. Nivolumab versus docetaxel in advanced nonsquamous non-small-cell lung cancer. N Engl J Med,2015,373(17):1627-1639.

· Borghaei H,et al. Five-year outcomes from the randomized,phase Ⅲ trials CheckMate 017 and 057:nivolumab versus docetaxel in previously treated non-small-cell lung cancer. J Clin Oncol,2021,39(7):723-733.

是否被指南采纳: 是。

学术大会交流情况:2015 年 ASCO,2019 年 WCLC 等。

7. 项目名称: An open-label,randomized,phase 3 trial of nivolumab versus investigator's choice chemotherapy as first-line therapy for stage Ⅳ or recurrent PD-L1+non-small cell lung cancer(CheckMate 026).

项目注册号:NCT02041533

项目主要终点:PD-L1 表达≥5%的患者的无进展生存期(PFS)。

项目次要终点:总生存期(OS);客观缓解率(ORR)等。

研究路径: CheckMate 026 入组的 541 例患者之前未接受过全身性治疗,且经检测为 PD-L1 表达阳性(PD-L1≥1%)。以 1:1 的比例随机分配未经治疗的Ⅳ期或复发性 NSCLC 且 PD-L1 表达≥1%的患者,分别接受纳武利尤单抗(以 3mg/kg 的剂量静脉给药,按体重每 2 周一次)或基于铂的化疗(每 3 周一次,最多 6 个周期)。接受化疗的患者可以在疾病进展时交叉接受纳武利尤单抗。

研究结果/结论:公布的数据显示,在 PD-L1≥5%的患者中,纳武利尤单抗和铂类标准化疗组合相比,中位无进展生存期分别为 4.2 个月和 5.9 个月(HR=1.15;95%CI:0.91~1.45);总生存期分别为 14.4 个月和 13.2 个月(HR=1.02;95%CI:0.80~1.30)。化疗患者疾病进展后,有 60%后续治疗转为交叉使用纳武利尤单抗。

发表的论文:

• Carbone DP,et al.;CheckMate 026 Investigators. First-line nivolumab in stageⅣ or recurrent non-small-cell lung cancer. N Engl J Med,2017,376(25):2415-2426.

是否被指南采纳:是。

学术大会交流情况:2016 年 ESMO 等。

8. 项目名称: Study of nivolumab(BMS-936558)in combination with gemcitabine/cisplatin, pemetrexed/cisplatin, carboplatin/paclitaxel, bevacizumab maintenance,erlotinib,ipilimumab or as monotherapy in subjects with stage ⅢB/Ⅳ non-small cell lung cancer(NSCLC)(CheckMate 012).

项目注册号:NCT01454102

项目主要终点:经历严重不良事件(SAE);不良事件(AE)导致停药或死亡的参与者人数等。

项目次要终点:客观缓解率(ORR);无进展生存期(PFS)。

研究路径:CheckMate 012 研究评价了纳武利尤单抗联用伊匹木单抗的四个注射/剂量方案。

研究结果/结论:无论肿瘤是否有 PD-L1 表达,都观察到了临床疗效。已有初步证据证实,肿瘤 PD-L1 表达≥1% 的患者,疗效更好。目前,无论是否有 PD-L1 表达,任一试验组的中位疾病控制率都未达到(缓解加疾病稳定)。

发表的论文:

• Hellmann MD, et al. Nivolumab plus ipilimumab as first-line treatment for advanced non-small-cell lung cancer(CheckMate 012):results of an open-label, phase 1,multicohort study. Lancet Oncol,2017,18(1):31-41.

是否被指南采纳:是。

学术大会交流情况:2015 年 WCLC 等。

9. 项目名称:A neoadjuvant study of nivolumab plus ipilimumab or nivolumab plus chemotherapy versus chemotherapy alone in early stage non-small cell lung cancer(NSCLC)(CheckMate 816).

项目注册号:NCT02998528

项目主要终点:病理缓解率(pCR);无事件生存期(EFS)。

项目次要终点:总生存期(OS);主要病理缓解率(MPR);至死亡或远处转移的时间。

研究结果/结论:术前接受纳武利尤单抗联合化疗患者的 pCR 研究数据显示,至 2022 年 10 月 14 日数据截止时,中位随访时间为 41.4 个月,与单用化疗组相比,纳武利尤单抗联合化疗组可观察到持续的无事件生存期获益(HR = 0.68;95%CI:0.49～0.93),纳武利尤单抗联合化疗组和化疗组的中位无事件生存期分别为未达到和 21.1 个月(HR = 0.68),3 年无事件生存率分别为 57% 和 43%。不论手术方法和切除范围如何,纳武利尤单抗＋化疗对比化疗均能明显改善无事件生存期。纳武利尤单抗联合化疗组和单用化疗组的中位总生存期均未达到,3 年生存率分别为 78% 和 64%。无事件生存期方面,与单用化疗相比,免疫新辅助治疗能使患者的中位无事件生存期延长 50%。纳武利尤单抗联合化疗组的中位无事件生存期为 31.6 个月(95%CI:30.2～NR),而单用化疗组的中位无事件生存期为 20.8 个月(95%CI:14.0～26.7);免疫新辅助治疗时,患者的疾病进展、复发或死亡风险降低了 37%(HR = 0.63;97.38%CI:0.43～0.91;P = 0.0052)。研究结果显示,总生存期的预设中期分析也显示出积极的早期获益情况（HR＝0.57；95％CI：0.38～0.87），纳武利尤单抗联合化疗组的2年生存率达到了83％，单用化疗组为71％。其安全性数据与既往研究报道一致，纳武利尤单抗联合化疗具有良好的安全性，在分析无事件生存期时未观察到新的安全性信号。

发表的论文：

• Forde PM，et al. ；CheckMate 816 Investigators. Neoadjuvant Nivolumab plus chemotherapy in resectable lung cancer. N Engl J Med，2022，386（21）：1973-1985.

是否被指南采纳：是。

学术大会交流情况：2021年ASCO，2021年AACR，2022年AACR，2023年ELCC等。

10. 项目名称：A study of nivolumab and ipilimumab combined with chemotherapy compared to chemotherapy alone in first line NSCLC(CheckMate 9LA).

项目注册号：NCT03215706

项目主要终点：总生存期（OS）。

项目次要终点：无进展生存期（PFS）；客观缓解率（ORR）等。

研究路径：研究纳入了ECOG表现评分≤1分，且无EGFR/ALK突变的Ⅳ期/复发性NSCLC成年患者。研究基于PD-L1表达水平（＜1％和≥1％）、性别和组织病理类型（鳞癌或非鳞癌）进行分层，患者并按1：1的比例分别随机接受纳武利尤单抗（360mg Q3W）＋伊匹木单抗（1mg/kg Q6W）＋化疗（2个周期；n＝361）或单独化疗（4个周期；n＝358）。单独化疗组的患者可选择性接受培美曲塞维持治疗。

研究结果/结论：截至2021年2月18日，所有患者均至少随访24.4个月。纳武利尤单抗＋伊匹木单抗＋化疗组与单独化疗组患者的中位总生存期分别为15.8个月和11.0个月（HR＝0.72；95％CI：0.61～0.86）；2年总生存率分别为38％和26％。纳武利尤单抗＋伊匹木单抗＋化疗组与单独化疗组的中位无进展生存期分别为6.7个月和5.3个月（HR＝0.67；95％CI：0.56～0.79），中位缓解持续时间分别为13.0个月和5.6个月。在疾病进展的患者中，纳武利尤单抗＋伊匹木单抗＋化疗组和单独化疗组分别有8％和37％的患者接受了后续的免疫治疗，客观缓解率分别为38％和25.4％。

发表的论文：

• Paz-Ares L，et al. First-line nivolumab plus ipilimumab combined with two cycles of chemotherapy in patients with non-small-cell lung cancer (CheckMate 9LA): an international, randomised, open-label, phase 3 trial. Lancet Oncol,2021,22(2):198-211.

是否被指南采纳:是。

学术大会交流情况:2021 年 WCLC,2021 年 ASCO 等。

二、Pembrolizumab

1. 项目名称:Study of pembrolizumab(MK-3475)in participants with progressive locally advanced or metastatic carcinoma,melanoma,or non-small cell lung carcinoma(P07990/MK-3475-001/KEYNOTE-001)(KEYNOTE-001).

项目注册号:NCT01295827

项目主要终点:客观缓解率(ORR)。

项目次要终点:总生存期(OS);缓解持续时间。

研究路径:将 495 名接受帕博利珠单抗(剂量为每 3 周 2mg/kg 体重或 10mg/kg 体重,或每 2 周 10mg/kg)的患者分配到训练组(182 名患者)或验证组(313 名患者)。

研究结果/结论:所有患者的客观缓解率为 19.4%,中位缓解持续时间为 12.5 个月,中位无进展生存期为 3.7 个月,中位总生存期为 12.0 个月。选择肿瘤细胞中 PD-L1 表达≥50% 作为训练组的截止值。在验证组中,在 PD-L1 表达≥50% 的患者中,客观缓解率为 45.2%。在所有 PD-L1 表达≥50% 的患者中,中位无进展生存期为 6.3 个月;未达到中位总生存期。

发表的论文:

• Garon EB,et al.;KEYNOTE-001 Investigators. Pembrolizumab for the treatment of non-small-cell lung cancer. N Engl J Med,2015,372(21):2018-2028.

• Garon EB,et al. Five-year overall survival for patients with advanced non-small-cell lung cancer treated with pembrolizumab:results from the phase Ⅰ KEYNOTE-001 study. J Clin Oncol,2019,37(28):2518-2527.

• Leighl NB,et al. Pembrolizumab in patients with advanced non-small-cell lung cancer(KEYNOTE-001):3-year results from an open-label,phase1 study. Lancet Respir Med,2019,7(4):347-357.

是否被指南采纳:是。

学术大会交流情况:2018 年 ASCO,2019 年 ASCO 等。

2. 项目名称: A trial of pembrolizumab in combination with chemotherapy and radiotherapy in stage Ⅲ NSCLC (KEYNOTE-799,MK-3475-799).

项目注册号: NCT03631784

项目主要终点: 客观缓解率(ORR)。

项目次要终点: 无进展生存期(PFS);总生存期(OS)。

研究路径: 一项非随机、全球、开放标签的双队列临床研究。

队列 1:鳞癌与非鳞癌患者队列。在该队列中,患者接受紫杉醇 200mg/m^2 联合卡铂(AUC=6);在治疗 1 个周期后,改为紫杉醇 45mg/m^2 联合卡铂(AUC=2),每周方案治疗 6 周,其间同步两周期的帕博利珠单抗治疗(每 3 周一次)及标准放疗(总剂量为 60Gy)。

队列 2:非鳞癌患者队列。在该队列中,患者接受培美曲塞(500mg/m^2)联合顺铂(75mg/m^2)及帕博利珠单抗(200mg),第 2 周期和第 3 周期联合放疗(60Gy)。

研究结果/结论: 两个队列中分别有 58.9% 和 39.2% 的患者 PD-L1 表达≥1%,两个队列首次给药至数据截止时的中位时间分别为 18.5 个月和 13.7 个月,治疗持续时间分别为 9.1 个月和 7.7 个月。队列 1 的客观缓解率为70.5%,疾病控制率(disease control rate,DCR)为 88.4%;队列 2 的客观缓解率为 70.6%,疾病控制率为 93.1%。两组中位缓解持续时间(median duration of response,mDOR)均未达到,1 年 DOR 率分别为 79.7% 和 75.6%。

这项非随机、双队列研究发现,在不可手术的Ⅲ期 NSCLC 患者中,在同步放化疗基础上联合帕博利珠单抗具有良好的抗肿瘤活性。

发表的论文:

• Jabbour SK, et al. Pembrolizumab plus concurrent chemoradiation therapy in patients with unresectable,locally advanced,stage Ⅲ non-small cell lung cancer:the phase 2 KEYNOTE-799 nonrandomized trial. JAMA Oncol,2021,7(9):1-9.

是否被指南采纳: 否。

学术大会交流情况: 2021 年 ASCO 等。

3. 项目名称: Study of two doses of pembrolizumab(MK-3475)versus docetaxel in previously treated participants with non-small cell lung cancer(MK-3475-010/KEYNOTE-010).

项目注册号: NCT01905657

项目主要终点：PD-L1 肿瘤比例评分（tumor proportion score，TPS）≥50％和 PD-L1 TPS≥1％患者（总人群）的总生存期（OS）和无进展生存期（PFS）。

项目次要终点：RECIST 1.1 的客观缓解率（ORR）；RECIST 1.1 的缓解持续时间（DOR）。

研究路径：该研究纳入 1024 例 PD-L1 TPS≥1％的经治晚期非小细胞肺癌（NSCLC）患者，随机按 1：1：1 的比例接受帕博利珠单抗（2mg/kg Q3W）、帕博利珠单抗（10mg/kg Q3W）或多西他赛（75mg/m² Q3W）治疗。

研究结果/结论：5 年随访数据结果显示，PD-L1 TPS≥50％患者的中位总生存期分别为 16.9 个月和 8.2 个月（HR＝0.55），5 年生存率分别为 25.％和 8.2％；PD-L1 TPS≥1％患者的中位总生存期分别为 11.8 个月和 8.4 个月（HR＝0.70），5 年生存率分别为 15.6％和 6.5％。PD-L1 TPS≥50％患者的中位无进展生存期分别为 5.3 个月和 4.2 个月（HR＝0.57），5 年无进展生存率分别为 18.2％和 NR；PD-L1 TPS≥1％患者的中位无进展生存期分别为 4.0 个月和 4.1 个月（HR＝0.84），5 年无进展生存率分别为 9.4％和 0.7％。79 例免疫组患者完成 35 周期（2 年）治疗，客观缓解率为 98.7％［15 例完全缓解（complete response，CR）；63 例部分缓解（partial response，PR）］；其中 61 例（77.2％）存活（38 例没有出现 PD）；完成 35 周期（2 年）治疗患者的 3 年生存率为 83.0％。

发表的论文：

• Herbst RS，et al. Pembrolizumab versus docetaxel for previously treated，PD-L1-positive，advanced non-small-cell lung cancer（KEYNOTE-010）：a randomised controlled trial. Lancet，2016，387（10027）：1540-1550.

• Herbst RS，et al. Use of archival versus newly collected tumor samples for assessing PD-L1 expression and overall survival：an updated analysis of KEYNOTE-010 trial. Ann Oncol，2019，30（2）：281-289.

• Barlesi F，et al. Health-related quality of life in KEYNOTE-010：a phase Ⅱ/Ⅲ study of pembrolizumab versus docetaxel in patients with previously treated advanced，programmed death ligand 1-expressing NSCLC. J Thorac Oncol，2019，14（5）：793-801.

是否被指南采纳：是。

学术大会交流情况：2018 年 ESMO，2019 年 ASCO，2020 年 WCLC 等。

4. 项目名称：A study of carboplatin-paclitaxel/nab-paclitaxel chemotherapy with or without pembrolizumab(MK-3475)in adults with first line metastatic squamous non-small cell lung cancer(MK-3475-407/KEYNOTE-407).

项目注册号:NCT02775435

项目主要终点:总生存期(OS);无进展生存期(PFS)。

项目次要终点:客观缓解率(ORR);缓解持续时间(DOR)。

研究路径:符合入组标准的患者共有559例,按1:1的比例随机分配接受每3周帕博利珠单抗200mg或安慰剂治疗连用35个周期,联合4个周期的卡铂 AUC 6mg/(mL·min) Q3W 和研究者选择的紫杉醇 200mg/m² Q3W 或白蛋白紫杉醇 100mg/m² QW。

研究结果/结论:相比于安慰剂联合化疗,帕博利珠单抗联合卡铂、紫杉醇或白蛋白紫杉醇化疗可以显著提高患者的客观缓解率(57.9% vs.38.4%),延长患者的总生存期和无进展生存期,$P<0.0001$。无论患者的PD-L1 TPS评分如何,均可以从帕博利珠单抗联合化疗中获益。此外,帕博利珠单抗联合化疗显示出可管理的安全性。

发表的论文:

· Paz-Ares L,et al.;KEYNOTE-407 Investigators. Pembrolizumab plus chemotherapy for squamous non-small-cell lung cancer. N Engl J Med,2018,379(21):2040-2051.

· Paz-Ares L,et al. A randomized, placebo-controlled trial of pembrolizumab plus chemotherapy in patients with metastatic squamous NSCLC:protocol-specified final analysis of KEYNOTE-407. J Thorac Oncol,2020,15(10):1657-1669.

是否被指南采纳:是。

学术大会交流情况:2018 年 AACR,2019 年 WCLC,2019 年 ESMO ASIA,2021 年 ELCC 等。

5. 项目名称: Study of pembrolizumab(MK-3475)versus platinum-based chemotherapy for participants with programmed cell death-ligand 1(PD-L1)-positive advanced or metastatic non-small cell lung cancer(MK-3475-042/KEYNOTE-042).

项目注册号:NCT02220894

项目主要终点:总生存期(OS)。

项目次要终点:无进展生存期(PFS);客观缓解率(ORR)以及发生不良反应事件的人数。

研究路径：入组患者以 1∶1 的比例随机分配，一组接受帕博利珠单抗 200mg Q3W，最多 35 个周期；另一组接受铂类化疗 4～6 个周期。研究纳入 PD-L1 TPS≥1％的患者共 1274 名（902 名男性，372 名女性，中位年龄为 63 岁），并随机分配至帕博利珠单抗组（$n=637$）或化疗组（$n=637$）。其中，599 名患者（47％）的 TPS≥50％，818 名患者（64％）的 TPS≥20％。

研究结果/结论：总生存期数据（截至 2018 年 2 月 26 日，中位随访时间为 12.8 个月）。

在三个 TPS 分层的所有人群中，帕博利珠单抗组患者的总生存期明显长于化疗组：

TPS≥50％：HR＝0.69，95％CI 0.56～0.85，$P=0.0003$；

20％≤TPS＜50％：HR＝0.77，95％CI 0.64～0.92，$P=0.0020$；

1％≤TPS＜20％：HR＝0.81，95％CI 0.71～0.93，$P=0.0018$。

三个 TPS 分层人群的中位总生存期，帕博利珠单抗组和化疗组分别为：

TPS≥50％：20.0 个月（95％CI 15.4～24.9）和 12.2 个月（95％CI 10.4～14.2）；

20％≤TPS＜50％：17.7 个月（95％CI 15.3～22.1）和 13.0 个月（95％CI 11.6～15.3）；

1％≤TPS＜20％：16.7 个月（95％CI 13.9～19.7）和 12.1 个月（95％CI 11.3～13.3）。

无进展生存期分析显示，在 TPS≥50％的患者中，帕博利珠单抗组和化疗组的中位无进展生存期分别为 7.1 个月和 6.4 个月；在 20％≤TPS＜50％的患者中，两组的中位无进展生存期分别为 6.2 个月和 6.6 个月；在 1％≤TPS＜20％的患者中，两组的中位无进展生存期分别为 5.4 个月和 6.5 个月。

在 PD-L1 TPS≥50％的患者中，帕博利珠单抗组和化疗组分别有 118 例（39％）和 96 例（32％）患者对治疗有反应；在 PD-L1 20％≤TPS＜50％的患者中，两组对治疗有反应的患者人数分别为 138 例（33％）和 117 例（29％）；在 PD-L1 1％≤TPS＜20％的患者中，两组对治疗有反应的患者人数分别为 174 例（27％）和 169 例（27％）。在所有 TPS 人群中，帕博利珠单抗组的中位缓解持续时间为 20.2 个月；而在化疗组中，TPS≥50％、≥20％和≥1％的患者，中位缓解持续时间分别为 10.8 个月、8.3 个月和 8.3 个月。

发表的论文：

• Mok TSK, et al. KEYNOTE-042 Investigators. Pembrolizumab versus chemotherapy for previously untreated, PD-L1-expressing, locally advanced or metastatic non-small-cell lung cancer（KEYNOTE-042）：a randomised，open-label，controlled，phase 3 trial. Lancet，2019，393（10183）：1819-1830.

• Wu YL，et al. Randomized clinical trial of pembrolizumab vs chemotherapy for previously untreated Chinese patients with PD-L1-positive locally advanced or metastatic non-small-cell lung cancer：KEYNOTE-042 China Study. Int J Cancer，2021，148（9）：2313-2320.

是否被指南采纳：是。

学术大会交流情况：2018 年 ASCO 等。

6. 项目名称：Study of pemetrexed＋platinum chemotherapy with or without pembrolizumab（MK-3475）in participants with first line metastatic nonsquamous non-small cell lung cancer（MK-3475-189/KEYNOTE-189）.

项目注册号：NCT02578680

项目主要终点：总生存期（OS）；无进展生存期（PFS）。

项目次要终点：客观缓解率（ORR）等。

研究路径：研究入组 616 名初治的晚期非鳞 NSCLC 患者，无 EGFR 突变或 ALK 融合基因。患者按 2：1 的比例随机分配入组至培美曲塞/铂类联合帕博利珠单抗组（200mg，Q3W，连续 4 个周期）或培美曲塞/铂类联合安慰剂组，即帕博利珠单抗联合化疗组和安慰剂联合化疗组。

研究结果/结论：总生存期亚组分析中，在 PD-L1 表达情况不同的亚组均观察到总生存期的改善。帕博利珠单抗联合化疗组和安慰剂联合化疗组的中位无进展生存期分别为 8.8 个月（95％ CI 7.6～9.2）和 4.9 个月（95％ CI 4.7～5.5）；HR 为 0.52；95％CI：0.43～0.64；$P<0.001$。两组 3 级以上不良事件（AE）的发生率分别为 67.2％和 65.8％。中位随访时间为 10.5 个月。帕博利珠单抗联合化疗组和安慰剂联合化疗组的 12 个月预计生存率分别为 69.2％（95％CI：64.1～73.8）和 49.4％（95％CI：42.1～56.2）；HR 为0.49；95％CI：0.38～0.64；$P<0.001$。

发表的论文：

• Gandhi L，et al.，KEYNOTE-189 Investigators. Pembrolizumab plus chemotherapy in metastatic non-small-cell lung cancer. N Engl J Med，2018，378（22）：2078-2092.

• Garassino MC，et al. Patient-reported outcomes following pembrolizumab or placebo plus pemetrexed and platinum in patients with previously untreated， metastatic, non-squamous non-small-cell lung cancer（KEYNOTE-189）: a multicentre, double-blind, randomised, placebo-controlled, phase 3 trial. Lancet Oncol, 2020, 21(3): 387-397.

是否被指南采纳: 是。

学术大会交流情况: 2019 年 ASCO, 2020 年 ASCO 等。

7. 项目名称: Study of pembrolizumab given with ipilimumab or placebo in participants with untreated metastatic non-small cell lung cancer（NSCLC）（MK-3475-598/KEYNOTE-598）.

项目注册号: NCT03302234

项目主要终点: 总生存期（OS）; 无进展生存期（PFS）。

项目次要终点: 客观缓解率（ORR）; 缓解持续时间（DOR）等。

研究路径: 入组患者按照 1 : 1 的比例随机分配接受伊匹木单抗 1mg/kg Q6W 或安慰剂, 最多 18 个周期。两组患者均接受了帕博利珠单抗 200mg Q3W, 持续 35 个周期。

研究结果/结论: 该研究共纳入了 568 例患者。这些患者按照 1 : 1 的比例被随机分配至帕博利珠单抗＋伊匹木单抗组和帕博利珠单抗＋安慰剂组。中位随访时间为 20.6 个月。两组患者基线特征保持平衡。帕博利珠单抗＋伊匹木单抗组患者的中位总生存期为 21.4 个月, 而帕博利珠单抗＋安慰剂组患者的中位总生存期为 21.9 个月（HR＝1.08; 95％CI: 0.85～1.37; P＝0.74）。帕博利珠单抗＋伊匹木单抗组的中位无进展生存期为 8.2 个月, 帕博利珠单抗＋安慰剂组的中位无进展生存期为 8.4 个月（HR＝1.06; 95％CI: 0.86～1.30; P＝0.72）。两组的客观缓解率均为 45.4％。帕博利珠单抗＋伊匹木单抗组与治疗相关的不良事件（TRAE）的发生率为 76.2％, 而对照组为 68.3％; 两组 3～5 级 TRAE 的发生率分别为 35.1％和 19.6％, 导致死亡的 TRAE 的发生率分别为 2.5％和 0％, 导致停药的 TRAE 的发生率分别为 25.2％和 10.7％。帕博利珠单抗＋伊匹木单抗组有 44.7％的患者发生了免疫介导的不良事件和输注反应, 而对照组为 32.4％; 两组 3～5 级不良事件发生率分别为 20.2％和 7.8％, 导致死亡的不良事件发生率分别为 2.1％和 0％, 导致停药的不良事件发生率分别为 14.9％和 5.3％。

发表的论文:

• Boyer M, et al.; KEYNOTE-598 Investigators. Pembrolizumab plus ipilimumab or placebo for metastatic non-small-cell lung cancer with PD-L1 tumor proportion score≥50％；randomized，double-blind phase Ⅲ KEYNOTE-598 study. J Clin Oncol，2021，39(21)：2327-2338.

是否被指南采纳：否

学术大会交流情况：2020 年 WCLC、2022 年 ELCC 等。

8. 项目名称：A study of pembrolizumab（MK-3475）in combination with chemotherapy or immunotherapy in participants with non-small cell lung cancer（MK-3475-021/KEYNOTE-021）.

项目注册号：NCT02039674

项目主要终点：达到客观反应的患者比例。

项目次要终点：无进展生存期（PFS）；总体生存期（OS）以及缓解持续时间（DOR）。

研究路径：总计入组 123 例晚期或转移性的非鳞状 NSCLC 患者。试验组的剂量和用法为帕博利珠单抗 200mg 固定剂量每 3 周方案，联合培美曲塞＋卡铂（PC：培美曲塞 500mg/m² 卡铂 AUC＝5）进行总计 4 个周期的一线联合治疗，随后予以帕博利珠单抗进行序贯维持治疗，直至该药累计使用至多 24 个月（试验组，即帕博利珠单抗联合化疗组，$n＝60$）；而对照组（即单独化疗组，$n＝63$）则选择培美曲塞＋卡铂（PC）的 3 周方案作为对照。

研究结果/结论：试验组 60 名患者中，有 33 名（占比为 55％；95％CI：0.42～0.68）达到客观缓解，而对照组 63 名患者中有 18 名（29％；95％CI：0.18～0.41）达到客观缓解。试验组中位无进展生存期为 13.0 个月，对照组为 8.9 个月（$P＝0.0205$），疾病进展的风险下降 47％。有意思的是探索性分析的结果：对肿瘤 PD-L1 的表达高低做分层分析，在 PD-L1 低表达（TPS＜1％）时，试验组与对照组的有效率分别为 57％和 13％；而在 PD-L1 高表达（TPS≥1％）时，试验组与对照组的有效率分别为 54％和 38％。

发表的论文：

• Borghaei H，et al. 24-Month overall survival from KEYNOTE-021 cohort G：pemetrexed and carboplatin with or without pembrolizumab as first-line therapy for advanced nonsquamous non-small cell lung cancer. J Thorac Oncol，2019，14(1)：124-129.

• Langer CJ，et al. ，KEYNOTE-021 investigators. Carboplatin and pemetrexed with or without pembrolizumab for advanced，non-squamous non-small-cell lung cancer：a randomised，phase 2 cohort of the open-label KEYNOTE-021 study. Lancet

Oncol,2016,17(11):1497-1508.

是否被指南采纳:是。

学术大会交流情况:2019 年 WCLC(Keynote-021G)等。

9. 项目名称: Pembrolizumab after SBRT versus pembrolizumab alone in advanced NSCLC(PEMBRO-RT)。

项目注册号:NCT02492568

项目主要终点:总体响应率。

项目次要终点:12 周时完全缓解、部分缓解或疾病稳定的患者百分比;从随机化到疾病进展或死亡的时间;从随机化到死亡(任何原因)的时间;毒性。

研究路径:针对意向治疗人群,单独使用帕博利珠单抗(Q3W,200mg/kg)或放疗后(3 剂 8Gy)(试验组)到单个肿瘤部位,直到确认放射学进展、不可接受的毒性作用、研究者决定,或最多 24 个月。

研究结果/结论:在入组的 92 名患者中,76 名被随机分配到对照组($n=$40)或试验组($n=36$)。其中,中位年龄为 62 岁,44 人(58%)为男性。12 周时,对照组的客观缓解率为 18%,而试验组为 36%($P=0.07$)。对照组和试验组的中位无进展生存期分别为 1.9 个月和 6.6 个月,中位总生存期分别为 7.6 个月和 15.9 个月。亚组分析显示,在 PD-L1 阴性肿瘤患者中增加放疗的收益最大。在试验组中未观察到与治疗相关的毒性作用增加。

发表的论文:

• Theelen WSME,et al. Effect of pembrolizumab after stereotactic body radiotherapy vs pembrolizumab alone on tumor response in patients with advanced non-small cell lung cancer:results of the PEMBRO-RT phase 2 randomized clinical trial. JAMA Oncol,2019,5(9):1276-1282.

是否被指南采纳:否。

学术大会交流情况:2018 年 ASCO 等。

10. 项目名称: Study of pembrolizumab(MK-3475)vs placebo for participants with non-small cell lung cancer after resection with or without standard adjuvant therapy(MK-3475-091/KEYNOTE-091)(PEARLS)。

项目注册号:NCT02504372

项目主要终点:无病生存期(DFS)。

项目次要终点:总生存期(OS);肺癌特异性生存期(LCSS)。

研究路径：KEYNOTE-091 是一项随机、对照临床试验，研究入组了ⅠB～ⅢA 期、实现 R_0 完全切除的 1177 例 NSCLC 患者。这些患者按 1∶1 的比例被随机分配至两组，分别接受帕博利珠单抗（200mg，iv，Q3W，持续 1 年；或最多给药 18 次）或安慰剂（iv，Q3W，持续 1 年；或最多给药 18 次）。

研究结果/结论：帕博利珠单抗相比于安慰剂显著改善了无病生存期（53.6 个月 vs 42.0 个月；HR＝0.76；95％CI：0.63～0.91；P＝0.0014）；肿瘤评分比例≥50％的人群中，HR＝0.82（95％CI：0.57～1.18；P＝0.14），曲线在 18 个月时出现交叉。通过亚组分析可见，接受过辅助化疗与没有接受过化疗人群的 HR 分别为 0.73 与 1.25，提示术后辅助化疗的重要性。研究中，帕博利珠单抗的安全性如预期。

结论：无论 PD-L1 表达如何，帕博利珠单抗辅助治疗为完全切除的ⅠB 期（T≥4cm）～ⅢA NSCLC 患者提供了统计学上显著的、具有临床意义的无病生存期改善。

发表的论文：暂无。

是否被指南采纳：否。

学术大会交流情况：2022 年 ESMO 等。

三、Durvalumab

1. 项目名称：Durvalumab ± tremelimumab in combination with platinum based chemotherapy in untreated extensive-stage small cell lung cancer (CASPIAN).

项目注册号：NCT03043872

项目主要终点：总生存期（OS）。

项目次要终点：无进展生存期（PFS）；客观缓解率（ORR）等。

研究路径：患者被随机分配（以 1∶1∶1 的比例）接受德瓦鲁单抗加依托泊苷联合铂类药物，德瓦鲁单抗加曲美木单抗加依托泊苷联合铂类药物，或单独使用依托泊苷联合铂类药物。所有药物均经静脉给药。依托泊苷联合铂类药物为每个周期的第 1～3 天给予依托泊苷 80～100mg/m²，卡铂的曲线下面积为 5～6mg/（mL·min）或顺铂 75～80mg/m²（在每个周期的第 1 天给药）。免疫治疗组患者接受最多 4 个周期的德瓦鲁单抗加依托泊苷联合铂类药物 1500mg，加或不加曲美木单抗每 3 周 75mg，随后每 4 周接受德瓦鲁单抗 1500mg 维持性治疗，每 3 周最多 6 个周期的依托泊苷联合铂类药物加预防性治疗依托泊苷联合铂类药物组的颅内照射（研究者自行决定）。

研究结果/结论:268 名患者被分配到德瓦鲁单抗加依托泊苷联合铂类药物,269 名患者被分配到依托泊苷联合铂类药物。德瓦鲁单抗加依托泊苷联合铂类药物与总生存期显著改善相关,风险比为 0.73(95%CI:0.59~0.91;$P=$0.0047);德瓦鲁单抗加依托泊苷联合铂类药物患者的中位总生存期为 13.0 个月(95%CI:11.5~14.8),而依托泊苷联合铂类药物组为 10.3 个月(9.3~11.2),在 18 个月时分别有 34%(26.9~41.0)与 25%(18.4~31.6)的患者存活。德瓦鲁单抗加依托泊苷联合铂类药物组 268 名接受治疗的患者中有 163 名(62%)发生了 3 级或 4 级的任何原因不良事件,而依托泊苷联合铂类药物组 269 名患者中有 166 名(62%)。

发表的论文:

• Paz-Ares L,et al. Durvalumab plus platinum-etoposide versus platinum-etoposide in first-line treatment of extensive-stage small-cell lung cancer(CASPIAN):a randomised,controlled,open-label,phase 3 trial. Lancet,2019,394(10212):1929-1939.

• Paz-Ares L,et al. Durvalumab,with or without tremelimumab,plus platinum-etoposide in first-line treatment of extensive-stage small-cell lung cancer:3-year overall survival update from CASPIAN. ESMO Open,2022,7(2):100408.

是否被指南采纳:是。

学术大会交流情况:2020 年 WCLC、2022 年 ELCC 等。

2. 项目名称:A global study to assess the effects of MEDI4736 following concurrent chemoradiation in patients with stageⅢ unresectable non-small cell lung cancer(PACIFIC)。

项目注册号:NCT02125461

项目主要终点:无进展生存期(PFS);总生存期(OS)。

项目次要终点:客观缓解率(ORR);缓解持续时间(DOR);12 个月时存活且无进展的患者比例等。

研究路径:PACIFIC 是正在进行的一项国际化、多中心、双盲、随机、对照的 3 期试验。患者按 2:1 的比例被随机分配为两组,在术后 1~42 天分别接受 10mg/kg 静脉注射德瓦鲁单抗(免疫治疗组)或匹配安慰剂同步放化疗(安慰剂组),Q2W,最多 12 个月。

研究结果/结论:免疫治疗组和安慰剂组患者的中位无进展生存期分别为

16.8 个月和 5.6 个月,将疾病进展/死亡风险降低 48%,12 个月的无进展生存率分别为 55.9% 和 35.3%,18 个月的无进展生存率分别为 44.2% 和 27.0%。两组客观缓解率分别为 28.4% 和 16.0%,18 个月的缓解持续率为 72.8% 和 46.8%。此外,应用度伐利尤单抗维持治疗还可以延缓患者出现远处转移的时间,两组至首次出现转移的时间分别为 23.2 个月和 14.6 个月。从安全性来看,两组 3 度及以上不良反应的发生率分别为 29.9% 和 26.1%,其中最常见的还是肺炎,两组肺炎的发生率分别为 4.4% 和 3.8%,两组分别有 15.4% 和 9.8% 的患者因不良反应而终止治疗。

2018 年 9 月,PACIFIC 研究公布了总生存期数据,在经过中位 25.2 个月的随访后,与首次分析时公布的数据相比没有明显变化,两组中位无进展生存期分别为 17.2 个月和 5.6 个月(HR=0.51),至出现转移的中位时间分别为 28.3 个月和 16.2 个月,3 度及以上不良反应的发生率分别为 30.5% 和 26.1%,并导致 15.4% 和 9.8% 的患者终止治疗。首次公布的总生存期数据显示,两组中位总生存期分别为未达到和 28.7 个月,24 个月的总生存率分别为 66.3% 和 55.6%。

2019 年 10 月,两组中位总生存期分别为未达到和 29.1 个月,12 个月的总生存率分别为 83.1% 和 74.6%,24 个月的总生存率分别为 66.3% 和 55.3%,36 个月的总生存率分别为 57% 和 43.5%。

2021 年 1 月,数据显示,两组的中位总生存期分别为 47.5 个月和 29.1 个月(HR=0.71),48 个月的总生存率分别为 49.6% 和 36.3%,两组的中位无进展生存期分别为 17.2 个月和 5.6 个月(HR=0.55),48 个月的无进展生存率分别为 35.3% 和 19.5%。

截至 2021 年 7 月 15 日,共有 117 名受试者入组;114 例(97.4%)体力状况评分(PS)为 0/1 和 3 例(2.6%)体力状况评分(PS)为 2;中位年龄为 68.0 岁(≥65 岁的占 65.8%),62.4% 为男性,中位缓解持续时间为 32.0 周(37.6% 在数据截止时正在进行缓解)。总之,94.9% 的患者有不良事件,76.9% 的患者有 PRAE。18.8% 有 3/4 级不良事件,4.3% 有 3/4 级 irAE(1.7% 有 3/4 级 PRAE 肺炎);所有 3/4 级 irAE 的患者均在 6 个月内发生不良事件(4.3%;95%CI:1.4~9.7)。分别有 21.4% 和 16.2% 的不良事件和 irAE 分别导致缓解中断;肺炎是导致停药的最常见 irAE(10.3%)。

发表的论文:

• Hui R, et al. Patient-reported outcomes with durvalumab after chemoradiotherapy in stage Ⅲ, unresectable non-small-cell lung cancer

(PACIFIC)：a randomised，controlled，phase 3 study. Lancet Oncol，2019，20（12）：1670-1680.

　· Faivre-Finn C，et al. Four-year survival with durvalumab after chemoradiotherapy in stage Ⅲ NSCLC——an update from the PACIFIC trial. J Thorac Oncol，2021，16（5）：860-867.

　· Garassino MC，et al. Durvalumab after sequential chemoradiotherapy in stage Ⅲ，unresectable NSCLC：the phase 2 PACIFIC-6 trial. J Thorac Oncol，2022，17（12）：1415-1427.

是否被指南采纳：是。

学术大会交流情况：2017 年 ESMO，2019 年 ASCO，2020 年 ESMO，2022 年 ELCC 等。

3. 项目名称：Phase Ⅲ open label first line therapy study of MEDI 4736（durvalumab）with or without tremelimumab versus SOC in non small-cell lung cancer（NSCLC）.（MYSTIC）.

　项目注册号：NCT02453282

　项目主要终点：PFS（D＋T vs CT）、OS（D vs CT）、OS（D＋T vs CT）；

　项目次要终点：PFS（D vs CT，PD-L1 TC≥25％）、OS（D＋T vs CT，PD-L1 TC≥1％）、ORR、DoR、安全性及耐受性。

　（注：D＝durvalumab，德瓦鲁单抗；T＝tremelimab，曲美木单抗；CT＝chemotherapy，化疗）

　研究路径：MYSTIC 研究是一项多臂、多中心、开放标签Ⅲ期研究，入组患者被随机分配至 3 个队列，分别接受 4～6 周期含铂双药化疗（化疗组）、德瓦鲁单抗单药治疗（20mg/kg，Q4W）（免疫单药组），以及德瓦鲁单抗（20mg/kg，Q4W）联合曲美木单抗（1mg/kg，Q4W）（双免疫联合治疗组）。将 PD-L1 表达水平（≥25％或＜25％）（SP263 评估）及病理组织类型（鳞癌或非鳞癌）作为研究分层因素。

　· 组 1（免疫单药组）：德瓦鲁单抗单药（D），20mg/kg Q4W 至疾病进展。

　· 组 2（双免疫联合治疗组）：德瓦鲁单抗＋曲美木单抗（D＋T），其中 D 20mg/kg Q4W 至疾病进展，T 1mg/kg Q4W 最多 4 次。

　· 组 3（化疗组）：标准含铂双药化疗（CT），最多 6 个周期，其中含培美曲塞方案治疗者进入培美曲塞单药维持。

　研究结果/结论：在 PD-L1≥25％人群中，组间临床特征分布均衡，基于不同临床特征的亚组分析显示德瓦鲁单抗单药治疗较传统化疗具有更好的预后。

客观缓解率在化疗组、免疫单药组及双免疫联合治疗组中分别为37.7%、35.6%及34.4%,化疗组中位缓解持续时间为4.4个月,免疫组未达到。中位随访时间10.6个月后,无论是次要终点对比德瓦鲁单抗和化疗(4.7个月 vs. 5.4个月),抑或主要终点双免疫联合治疗对比化疗(3.9个月 vs.5.4个月),均未见无进展生存期显著改善。PD-L1≥1%人群总生存期数值获益可能主要源于PD-L1≥50%人群获益。在高bTMB(≥20mut/Mb)亚组中,双免疫联合治疗组较免疫单药组和化疗组显示出总生存期显著获益(21.9个月 vs.12.6个月 vs.10个月),双免疫联合治疗组2年总生存率达到48.1%,而化疗组仅为19.4%,同样在无进展生存期及客观缓解率也观察到双药免疫联合治疗较传统化疗的获益;但在低bTMB(<20mut/Mb)亚组中,双药免疫联合治疗未见总生存期改善。安全性方面,三组治疗相关不良反应的发生率分别为54.2%(免疫单药组),60.1%(双免疫联合治疗组)和83%(化疗组)。其中,免疫单药组、双免疫联合治疗组、化疗组3度及以上不良反应的发生率分别为14.9%、22.9%和33.8%;免疫相关不良反应的发生率分别为13.6%、28.3%和3.4%。

发表的论文:

· Rizvi NA,et al. Durvalumab with or without tremelimumab vs standard chemotherapy in first-line treatment of metastatic non-small cell lung cancer: the MYSTIC phase 3 randomized clinical trial. JAMA Oncol,2020,6(5): 661-674.

是否被指南采纳:否。

学术大会交流情况:2019年ASCO等。

4. 项目名称:A study of neoadjuvant/adjuvant durvalumab for the treatment of patients with resectable non-small cell lung cancer(AEGEAN).

项目注册号:NCT03800134

项目简介:这是一项随机、双盲、安慰剂对照、多中心国际Ⅲ期研究。

项目主要终点:改良意向治疗(mITT)中的病理完全缓解(pathological complete response,pCR);无事件生存期(event-free survival,EFS)。

项目次要终点:改良切除人群的无病生存期(DFS);主要病理缓解率(MPR);总生存期(OS);PD-L1-TC≥1%阳性患者的无事件生存期(EFS);病理完全缓解(pCR);无病生存期(DFS)等。

研究路径:研究纳入未经治疗的ⅡA～ⅢB(N2)期可切除NSCLC患者,这些患者按 1∶1 的比例随机接受术前度伐利尤单抗 1500mg 或安慰剂＋含铂化疗(Q3W,4 周期),后续接受度伐利尤单抗 1500mg 或安慰剂(Q4W,至 12 周期)。分层因素包括疾病分期(Ⅱ期 vs Ⅲ期)、PD-L1 表达水平(<1% vs ≥1%,Ventana SP263 检测)。疗效分析时,改良意向治疗(mITT)人群排除 EGFR/ALK 异常的患者。

研究结果:无事件生存期方面,试验组和对照组的无事件生存期分别为 NR vs 25.9 个月(HR 0.68;95%CI:0.53～0.88;$P=0.0039$)。此外,各亚组无事件生存期结果也均显示出试验组的治疗获益趋势。值得注意的是,不论基线 PD-L1 表达水平如何,均能观察到无事件生存期获益。新辅助不同铂类(顺铂/卡铂)化疗并不影响无事件生存期获益。

试验组和对照组的病理完全缓解率分别为 17.2% 和 4.3%,差异为 13.0%($P=0.000036$);主要病理缓解率分别为 33.3% 和 12.3%,差异为 21.0%($P=0.000002$)。各亚组病理完全缓解率均获益。

安全性方面,试验组和对照组分别纳入至少接受 1 周期研究药物的 ITT 人群 400 例和 399 例患者,试验组与对照组所有不良事件的发生率相近,与治疗相关的不良事件的发生率分别为 86.5% 和 80.7%,3～4 级不良事件的发生率分别占 32.3% 和 33.1%,5 级不良事件的发生率分别为 1.8% 和 0.5%。

发表的论文:

• Heymach JV, et al. Design and rationale for a phase Ⅲ, double-blind, placebo-controlled study of neoadjuvant durvalumab ＋ chemotherapy followed by adjuvant durvalumab for the treatment of patients with resectable stages Ⅱ and Ⅲ non-small-cell lung cancer:the AEGEAN trial. Clin Lung Cancer,2022,23(3):e247-e251.

是否被指南采纳:否。

学术大会交流情况:2023 年 AACR 等。

四、Atezolizumab

1. 项目名称:A study of atezolizumab(MPDL3280A)compared with a platinum agent(cisplatin or carboplatin)＋(pemetrexed or gemcitabine)in participants with stage Ⅳ non-squamous or squamous non-small cell lung cancer(NSCLC)[IMpower110].

项目注册号:NCT02409342

项目主要终点:总生存期(OS)。

项目次要终点:无进展生存期(PFS);客观缓解率(ORR)以及缓解持续时间(DOR)。

研究路径:IMpower110 研究纳入未经化疗的 Ⅳ 期非鳞状或鳞状 NSCLC 患者,总共有 572 名患者入组,并按 1∶1 的比例随机分配,并接受阿替利珠单抗(1200mg,iv,Q3W)(阿替利珠单抗组)或含铂化疗(4 或 6 个周期,每个周期 21 天)(化疗组)。化疗组非鳞状 NSCLC 患者接受顺铂(75mg/m²)或卡铂(AUC=6)+培美曲塞(500mg/m²,iv,Q3W),鳞状 NSCLC 患者接受顺铂(75mg/m²)+吉西他滨(1250mg/m²)或卡铂(AUC=5)+吉西他滨(1000mg/m²,iv,Q3W)治疗。

研究结果/结论:在 EGFR 和 ALK 阴性患者亚组 PD-L1 表达最高的野生型肿瘤患者(205 名)中,阿替利珠单抗组患者的中位总生存期比化疗组长 7.1 个月(20.2 个月 vs.13.1 个月;死亡风险比=0.59;P=0.01)。在所有可评估安全性的患者中,阿替利珠单抗组和化疗组分别有 90.2% 和 94.7% 的患者发生不良事件;分别有 30.1% 和 52.5% 的患者发生 3~4 级不良事件。在具有高血液肿瘤突变负荷的亚组中,阿替利珠单抗有利于总体和无进展生存期。

发表的论文:

• Herbst RS, et al. Atezolizumab for first-line treatment of PD-L1-selected patients with NSCLC. N Engl J Med,2020,383(14):1328-1339.

是否被指南采纳:是。

学术大会交流情况:2019 年 ESMO,2021 年 WCLC,2022 年 ELCC 等。

2. 项目名称:A study of carboplatin plus etoposide with or without atezolizumab in participants with untreated extensive-stage(ES)small cell lung cancer(SCLC)(IMpower133).

项目注册号:NCT02763579

项目主要终点:研究者评估的意向治疗人群的无进展生存期(PFS)和总生存期(OS)。

研究路径:开展了双盲、安慰剂对照的 3 期试验,患者以 1∶1 的比例随机分配并接受卡铂和依托泊苷联合阿替利珠单抗(阿替利珠单抗组)或安慰剂(安慰剂组)治疗四个 21 天周期(诱导期);然后是维持期,他们在此期间接受阿替利珠单抗或安慰剂(根据之前的随机分配)直到它们出现不可接受的毒性作用、根据实体瘤反应评估标准 1.1 版的疾病进展,或没有额外的临床益处。

研究结果/结论:患者随机分配,共有 201 名患者到阿替利珠单抗组,202

名患者到安慰剂组。中位随访 13.9 个月时,阿替利珠单抗组和安慰剂组的中位总生存期分别为 12.3 个月和 10.3 个月(死亡风险比=0.70;95%CI:0.54~0.91;$P=0.007$);中位无进展生存期分别为 5.2 个月和 4.3 个月(疾病进展或死亡的风险比=0.77;95%CI:0.62~0.96;$P=0.02$)。阿替利珠单抗加卡铂和依托泊苷的安全性与先前报告的单个药物的安全性一致,没有观察到新的发现。

发表的论文:

• Horn L, et al. ; IMpower133 Study Group. First-line atezolizumab plus chemotherapy in extensive-stage small-cell lung cancer. N Engl J Med,2018,379(23):2220-2229.

• Mansfield AS, et al. Safety and patient-reported outcomes of atezolizumab,carboplatin,and etoposide in extensive-stage small-cell lung cancer(IMpower133):a randomized phase I/III trial. Ann Oncol,2020,31(2):310-317.

是否被指南采纳:NCCN 指南采纳。

学术大会交流情况:2018 年 WCLC 等。

3. 项目名称:A study of atezolizumab in combination with carboplatin or cisplatin+pemetrexed compared with carboplatin or cisplatin+pemetrexed in participants who are chemotherapy-naive and have stage IV non-squamous non-small cell lung cancer(NSCLC)(IMpower 132).

项目注册号:NCT02657434

项目主要终点:总生存期(OS);无进展生存期(PFS)。

项目次要终点:第 1 年的总体存活率、第 2 年总体生存率、研究者使用 RECIST V1.1 评估的客观反应、缓解持续时间(DOR)等。

研究路径:未接受过化疗的 EGFR 或 ALK 基因改变不敏感的 IV 期非鳞状 NSCLC 患者以 1:1 的比例随机接受 4 或 6 个周期的卡铂或顺铂加培美曲塞(PP)或 APP,每 3 周一次,随后随访通过使用阿替利珠单抗加培美曲塞或单独培美曲塞进行维持治疗。

研究结果/结论:意向治疗人群(ITT)包括 578 名患者(APP,$n=292$;PP,$n=286$)。在 PFS 分析(2018 年 5 月 22 日;中位随访时间,14.8 个月)中,APP 与 PP 相比表现出显著的 PFS 改善(中位数=7.6 个月 vs 5.2 个月,HR=0.60,95%CI:0.49~0.72,$P<0.0001$)。APP 组的 OS 在数值上更好,但在中期(2018 年 5 月 22 日;中位数=18.1 个月 vs 13.6 个月;分层 HR=0.81;95%

CI:0.64～1.03;P＝0.0797)和最终分析(中位数＝17.5个月 vs 13.6个月;分层 HR＝0.86;95％CI:0.71～1.06;P＝0.1546),OS 和 PFS 结果有利于亚组中的 APP 与 PP。APP 组和 PP 组分别有 54.6％和 40.1％的患者发生 3 或 4 级治疗相关不良事件。

发表的论文:

• Nishio M,et al. Atezolizumab plus chemotherapy for first-line treatment of nonsquamous NSCLC:results from the randomized phase 3 IMpower132 trial. J Thorac Oncol,2021,16(4):653-664.

是否被指南采纳:无。

学术大会交流情况:2018 年 WCLC,2021 年 ELCC 等。

4. 项目名称: Study to assess safety and efficacy of atezolizumab(MPDL3280A) compared to best supportive care following chemotherapy in patients with lung cancer(IMpower010).

项目注册号:NCT02486718

项目主要终点:无病生存期(DFS)。

项目次要终点:ITT 人群的总生存期(OS),使用 CT/MRI/X 射线评估的第 3 年无病参与者的百分比,使用 CT/MRI/X 射线评估的第 5 年无病参与者的百分比,特定人群中的无病生存期(DFS)[时间范围:从随机化到 NSCLC 首次复发、新的原发性 NSCLC 发生或任何原因死亡,以先发生者为准,有不良事件的参与者百分比]。

研究路径:IMpower010 在 22 个国家和地区的 227 个地点进行,是一项随机、多中心、开放标签的 3 期研究。患者通过置换区组方法(4 个区组)随机分配(1:1)接受辅助阿替利珠单抗(每 21 天 1200mg;16 个周期或 1 年)或在辅助铂类化疗(1～4 个周期)后最佳支持治疗(观察和定期扫描疾病)复发)。在所有患者中评估安全性。

研究结果/结论:1280 名患者在完全切除后入组。1269 名患者接受辅助化疗,其中 1005 名患者符合并随机分配至阿替利珠单抗组(n＝507)或最佳支持治疗组(n＝498),每组 495 人接受治疗。在Ⅱ～ⅢA 期人群中位随访 32.2 个月(IQR 27.4～38.3)后,与最佳支持治疗相比,阿替利珠单抗治疗提高了肿瘤细胞中 PD-L1 表达≥1％患者的无病生存率(HR＝0.66;95％CI:0.50～0.88;P＝0.0039)和Ⅱ～ⅢA 期人群中的所有患者(HR＝0.79;95％CI:0.64～0.96;P＝0.020)。在 ITT 人群中,无病生存的 HR＝0.81(95％CI:0.67～

$0.99; P = 0.040)$。

发表的论文：

· Felip E, et al., IMpower010 Investigators. Adjuvant atezolizumab after adjuvant chemotherapy in resected stage IB-Ⅲ A non-small-cell lung cancer (IMpower010): a randomised, multicentre, open-label, phase 3 trial. Lancet, 2021, 398(10308): 1344-1357.

是否被指南采纳：无。

学术大会交流情况：2021年ASCO，2021年WCLC，2021年ESMO等。

5. 项目名称：A study of atezolizumab in combination with carboplatin＋paclitaxel or carboplatin＋nab-paclitaxel compared with carboplatin＋nab-paclitaxel in participants with stage Ⅳ squamous non-small cell lung cancer (NSCLC)[IMpower131]。

项目注册号：NCT02367794

项目主要终点：无进展生存期(PFS)；总生存期(OS)。

项目次要终点：肺癌症状中恶化的时间(TTD)、发生不良事件的参与者百分比等。

研究路径：入组条件为患者年龄≥18岁，并且具有组织学或细胞学证实的Ⅳ期非鳞NSCLC，PS评分为0或1，并且未接受过化疗。患者以2∶1的比例被随机分配至免疫联合化疗组(阿替利珠单抗＋卡铂＋白蛋白紫杉醇)或单独化疗组(卡铂＋白蛋白紫杉醇)。

研究结果/结论：免疫联合化疗组患者在生存期上有明显获益，免疫联合化疗组患者中位OS为18.5个月(95％CI：16.0～21.2)，单独化疗组为13.9个月(95％CI：12.0～18.7)(HR＝0.79，95％CI：0.64～0.98，$P = 0.033$)。免疫联合化疗组与单独化疗组患者中位PFS分别为7.0个月(95％CI：6.2～7.3)和5.5个月(95％CI：4.4～5.9)(HR＝0.64；95％CI：0.54～0.77；$P < 0.0001$)。安全性方面，最常见的3级及以上的治疗相关不良事件是中性粒细胞减少症(免疫联合化疗组32％ vs 单独化疗组28％)和贫血(免疫联合化疗组29％ vs 单独化疗组20％)。治疗相关死亡在免疫联合化疗组473名患者中出现8例(2％)，而在化疗组232名患者中出现1例(＜1％)。

发表的论文：

· Jotte R, et al. Atezolizumab in combination with carboplatin and nab-paclitaxel in advanced squamous NSCLC (IMpower131): results from a randomized phase Ⅲ trial. J Thorac Oncol, 2020, 15(8): 1351-1360.

是否被指南采纳: 未。

学术大会交流情况: 2021 年 ASCO 等。

6. 项目名称: A study of atezolizumab in combination with carboplatin plus (+) paclitaxel with or without bevacizumab compared with carboplatin + paclitaxel + bevacizumab in participants with stage Ⅳ non-squamous non-small cell lung cancer(NSCLC)(IMpower150).

项目注册号: NCT02366143

项目主要终点: 总生存期(OS);无进展生存期(PFS)。

研究路径: IMpower150 研究是一项探索阿替利珠单抗联合贝伐珠单抗及卡铂、紫杉醇(ABCP)一线治疗晚期非鳞 NSCLC 患者的随机对照Ⅲ期临床试验。研究中,患者被随机分配后分别接受:阿替利珠单抗+卡铂+紫杉醇(ACP方案);贝伐珠单抗+卡铂+紫杉醇(BCP 方案);阿替利珠单抗+贝伐珠单抗+卡铂+紫杉醇(ABCP 方案)。每 3 周一次,疗程 6 个周期,每个疗程 3 个月。而后使用阿替利珠单抗和(或)贝伐珠单抗进行维持治疗。

研究结果/结论: 无 EGFR/ALK 突变的患者被随机分配至不同组别,其中 356 例被分配到 ABCP 组,336 例被分配到 BCP 组。ABCP 组患者的中位无进展生存期较 BCP 组长(分别为 8.3 个月和 6.8 个月;疾病进展或死亡 HR = 0.62;95%CI: 0.52~0.74; $P<0.001$);Teff 高表达的野生型基因患者相对应的结果为 11.3 个月和 6.8 个月(HR = 0.51;95%CI: 0.38~0.68; $P<0.001$)。

无进展生存期比较:对于整个意向治疗患者(包括伴有 EGFR 或 ALK 遗传变异)群体、PD-L1 低表达/阴性表达的患者、野生型基因患者,ABCP 组的中位总生存期较 BCP 组长(分别为 19.2 个月和 14.7 个月;死亡 HR = 0.78;95% CI: 0.64~0.96; $P=0.02$)。ABCP 组联合疗法的不良反应与各药物已知的不良反应一致,没有发现新的安全性问题。不论患者的 PD-L1 表达以及 EGFR/ALK 遗传变异如何,相比于 BCP 方案,ABCP 方案能显著降低转移性非鳞癌型 NSCLC 患者的疾病进展或死亡风险,即显著延长无进展生存期和总生存期。

发表的论文:

• Socinski MA, et al. IMpower150 Study Group. Atezolizumab for first-line treatment of metastatic nonsquamous NSCLC. N Engl J Med, 2018, 378 (24): 2288-2301.

• Reck M, Mok et al., IMpower150 Study Group. Atezolizumab plus bevacizumab and chemotherapy in non-small-cell lung cancer(IMpower150): key subgroup analyses of patients with EGFR mutations or baseline liver metastases in a randomised, open-label phase 3 trial. Lancet Respir Med, 2019, 7(5):387-401.

• Reck M, et al. Safety and patient-reported outcomes of atezolizumab plus chemotherapy with or without bevacizumab versus bevacizumab plus chemotherapy in non-small-cell lung cancer. J Clin Oncol, 2020, 38 (22): 2530-2542.

• Socinski MA, et al. IMpower150 final overall survival analyses for atezolizumab plus bevacizumab and chemotherapy in first-line metastatic nonsquamous NSCLC. J Thorac Oncol, 2021, 16(11):1909-1924.

是否被指南采纳:未。

学术大会交流情况:2021 年 AACR 等。

7. 项目名称:Clinical/biomarker data for neoadjuvant atezolizumab in resectable stage ⅠB-ⅢB NSCLC:primary analysis in the LCMC3 study.

项目注册号:NCT02927301

项目主要终点:无 EGFR/ALK 突变患者的主要病理学缓解(MPR,手术时≤10% 存活肿瘤细胞)。

研究路径:LCMC3 研究纳入ⅠB～ⅢB 期可切除 NSCLC 患者,ECOG PS 为 0 或 1。入组患者接受阿替利珠单抗(1200mg,Q3W)新辅助治疗(至多 2 个周期),序贯手术治疗。有临床获益的患者可继续接受辅助治疗,至多 12 个月。

研究结果/结论:截至 2022 年 10 月 21 日,对 137 例 EGFR/ALK 阴性并接受手术的患者(主要疗效分析人群,PEP)可进行 MPR 评估,接受($n=53$)和未接受($n=84$)阿替利珠单抗辅助治疗患者的 3 年无病生存率分别为 83% 和 64%(HR=0.43;95%CI:0.21～0.90;$P=0.025$),3 年总生存率分别为 89% 和 77%(HR=0.48;95%CI:0.19～1.21;$P=0.118$)。多因素分析显示,与未接受阿替利珠单抗辅助治疗的患者相比,接受阿替利珠单抗辅助治疗患者的无病生存期有更好的趋势(HR=0.52;95%CI:0.22～1.21;$P=0.126$)。在阿替利珠单抗辅助治疗安全性分析人群($n=57$)中,55 例患者在阿替利珠单抗辅助治疗时出现治疗相关 AE(97%;3/4 级 40%),11 例患者因治疗相关 AE 而停药(19%;3/4 级 16%),辅助治疗期间未发生 5 级治疗相关 AE。

发表的论文:暂无。

是否被指南采纳：未。

学术大会交流情况：2019、2020、2021年WCLC，2022年AACR等。

五、Sintilimab

1. 项目名称：Efficacy and safety evaluation of sintilimab in patients with advanced or metastatic non-squamous NSCLC(ORIENT-11)。

项目注册号：NCT03607539

项目主要终点：无进展生存期(PFS)。

项目次要终点：总生存期(OS)；安全性等。

研究路径：397名既往未治疗的局部晚期或转移性非鳞状NSCLC患者随机（按2∶1的比例）接受200mg信迪利单抗或安慰剂加培美曲塞和铂（即信迪利单抗联合组和安慰剂联合组），每3周一次，4个周期，然后接受信迪利单抗或安慰剂加培美曲塞治疗。允许超出疾病进展的交叉或治疗。

研究结果/结论：信迪利单抗联合组的中位无进展生存期显著长于安慰剂联合组。信迪利单抗联合组和安慰剂联合组确认的客观缓解率分别为51.9%（95%CI：45.7%～58.0%）和29.8%（95%CI：22.1%～38.4%）。信迪利单抗联合组和安慰剂联合组的3级及以上不良事件的发生率分别为61.7%和58.8%。

发表的论文：

• Yang Y, et al. Efficacy and safety of sintilimab plus pemetrexed and platinum as first-line treatment for locally advanced or metastatic nonsquamous NSCLC: a randomized, double-blind, phase 3 study (oncology program by innovent anti-PD-1-11). J Thorac Oncol, 2020, 15(10): 1636-1646.

是否被指南采纳：是。

学术大会交流情况：2020年WCLC等。

2. 项目名称：Final overall survival data of sintilimab plus pemetrexed and platinum as First-Line treatment for locally advanced or metastatic nonsquamous NSCLC in the Phase 3 ORIENT-11 study。

项目注册号：NCT03607539

项目主要终点：无进展生存期(PFS)。

项目次要终点：总生存期(OS)。

研究路径：患者按PD-L1表达、铂类化疗和性别进行分层。治疗持续到疾病进展、不可接受的毒性或最长24个月。安慰剂＋培美曲塞＋铂组的患者可接受二线信迪利单抗单药治疗,具体取决于疾病进展(progressed disease,PD)。反应由设盲的独立放射学审查委员会评估(RECISTv.1.1)。

研究结果/结论:在最终总生存期分析数据截止时,中位研究随访时间为30.8个月。在397名患者中,观察到243次有效结局事件。在安慰剂+培美曲塞+铂组中,47%的患者按照方案转至信迪利单抗单药治疗。信迪利单抗+培美曲塞+铂组患者、安慰剂+培美曲塞+铂组患者的中位总生存期分别为24.2个月和16.8个月;2年总生存率分别为50%和32%。调整交叉效应后,有效结局效果更明显,HR为0.52(95%CI:0.38~0.69)。所有预设亚组的有效结局获益与ITT人群中观察到的结果基本一致。

发表的论文:

• Zhang L,et al. Final overall survival data of sintilimab plus pemetrexed and platinum as First-Line treatment for locally advanced or metastatic nonsquamous NSCLC in the Phase 3 ORIENT-11 study. Lung Cancer,2022, 171:56-60.

是否被指南采纳:否

学术大会交流情况:2022年ELCC等。

3. 项目名称:Sintilimab in combination with gemcitabine and platinum-based chemotherapy as first-line therapy for advanced or metastatic squamous NSCLC(ORIENT-12).

项目注册号:NCT03629925

项目主要终点:无进展生存期(PFS)。

项目次要终点:总体生存期(OS);客观缓解率(ORR);缓解时间(TTR);疾病控制率(DCR);缓解持续时间(DOR)。

研究路径:ORIENT-12是PD-1单抗联合吉西他滨和铂类(GP方案)用于晚期鳞状NSCLC患者一线治疗的随机、双盲、Ⅲ期对照临床研究。符合条件的患者按1:1的比例被随机分组,每3周接受一次200mg信迪利单抗或安慰剂加GP方案,持续4或6个周期,然后接受信迪利单抗或安慰剂进行维持治疗,直至疾病进展或治疗2年。

研究结果/结论:357名患者被随机分配到信迪利单抗联合GP组($n=$179)和安慰剂联合GP组($n=$178)。在12.9个月的中位随访期后,与安慰剂联合GP组相比,信迪利单抗联合GP组患者继续显示PFS显著改善。信迪利单抗联合GP组和安慰剂联合GP组中,分别有86.6%和83.1%的患者发生了

3级及以上的治疗中不良事件，导致死亡的治疗中不良事件的发生率分别为4.5％和6.7％。

发表的论文：

• Zhou C，et al. Sintilimab Plus platinum and gemcitabine as first-line treatment for advanced or metastatic squamous NSCLC：results from a randomized，double-blind，phase 3 trial（ORIENT-12）. J Thorac Oncol，2021，16（9）：1501-1511.

是否被指南采纳：未。

学术大会交流情况：2020 年 ESMO 等。

4. 项目名称：A study comparing the efficacy and safety between IBI308 and docetaxel in patients with advanced or metastatic NSCLC（ORIENT-3）.

项目注册号：NCT03150875

项目主要终点：总生存期（OS）。

项目次要终点：无进展生存期（PFS）；客观缓解率（ORR）和安全性。

研究路径：ORIENT-3 研究是探讨信迪利单抗对比多西他赛用于二线治疗晚期鳞状 NSCLC 患者的随机、开放、多中心、平行对照Ⅲ期临床研究。该研究纳入 290 例根治放化疗无效、期间疾病进展或经过一线含铂化疗的ⅢB/ⅢC 或Ⅳ期鳞状 NSCLC 患者，并将他们按 1：1 随机分配至信迪利单抗组（信迪利单抗 200mg）或多西他赛组（多西他赛 75mg/m²）接受治疗，每 3 周给药 1 次，直至疾病进展、毒性不可耐受或其他需要终止治疗的情况。

研究结果/结论：研究共入组 290 例经一线含铂化疗失败的患者。结果显示，信迪利单抗对比多西他赛显著延长患者总生存期，达到研究主要终点。信迪利单抗组和多西他赛组患者的中位总生存期分别为 11.79 个月和 8.25 个月，客观缓解率分别为25.5％和 2.2％，信迪利单抗降低了48％的疾病进展风险，安全性特征与既往公布的信迪利单抗研究结果一致，无新的安全性信号，无其他 PD-1 单抗独特的反应性皮肤毛细血管增生症。

发表的论文：

• CT041-ORIENT-3：A randomized，open-label，phase 3 study of sintilimab versus docetaxel in previously treated advanced/metastatic squamous non-small-cell lung cancer（sqNSCLC）（未发表）.

是否被指南采纳：未。

学术大会交流情况：2021 年 AACR 等。

5. 项目名称：Sintilimab±IBI305 plus chemotherapy（pemetrexed＋cisplatin）for EGFRm＋locally advanced or metastasis non-squamous NSCLC patients after EGFR-TKI treatment failure（ORIENT-31）.

项目注册号：NCT03802240

项目主要终点：总生存期（OS）。

项目次要终点：无进展生存期（PFS）；客观缓解率（ORR）。

研究路径：ORIENT-31 是一项随机、双盲、多中心Ⅲ期临床研究,患者以 1∶1∶1 的比例随机接受信迪利单抗＋贝伐珠单抗＋培美曲塞＋顺铂（试验组 A）,信迪利单抗＋安慰剂 2＋培美曲塞＋顺铂（试验组 B）,或安慰剂 1＋安慰剂 2＋培美曲塞＋顺铂（对照组 C）。在 4 个周期的联合治疗后,患者将接受信迪利单抗＋培美曲塞、信迪利单抗＋安慰剂 1＋培美曲塞、安慰剂 1＋安慰剂 2＋培美曲塞的维持治疗,直到影像学疾病进展、毒性不可耐受或其他任何需要停止治疗的情况。

研究结果/结论：相比于对照组 C,试验组 A 获得了显著且有临床意义的中位无进展生存期（mPFS）延长,风险比（HR）＝0.464,达到优效性标准;试验组 A 和对照组 C 的 mPFS（95％CI）分别为 6.9 个月（6.0～9.3）和 4.3 个月（4.1～5.4）。预设的无效性分析提示,试验组 A 对比试验组 B 未穿越无效性界值（HR＝0.726;95％CI:0.528～0.998）,信迪利单抗联合化疗基础上叠加信迪利单抗可以观察到 PFS 数值上的提升（基于 IRRC 评估）。相比于对照组 C,试验组 A 的次要终点客观缓解率（ORR）、缓解持续时间（DOR）均有提高,研究者评估的 PFS、ORR、DOR 结果与 IRRC 评估结论一致。安全性特征与既往报道的信迪利单抗、贝伐珠单抗相关临床研究结果一致,无新的安全性信号。

发表的论文：

• Lu S,et al. Sintilimab plus bevacizumab biosimilar IBI305 and chemotherapy for patients with EGFR-mutated non-squamous non-small-cell lung cancer who progressed on EGFR tyrosine-kinase inhibitor therapy（ORIENT-31）: first interim results from a randomised, double-blind, multicentre, phase 3 trial. Lancet Oncol, 2022,28:S1470-2045(22)00382-5.

是否被指南采纳：否。

学术大会交流情况：2021 年 ESMO,2022 年 ESMO 等。

六、Tislelizumab

1. 项目名称：A study tislelizumab in combination with chemotherapy versus chemotherapy in advanced lung cancer.

项目注册号:NCT03594747 /CTR20180292

项目主要终点:无进展生存(PFS)。

项目次要终点:总生存期(OS);无进展生存期(PFS);客观缓解率(ORR);缓解持续时间,以及不良事件(AE)的发生率和严重程度。

研究路径:患者被随机分配(1∶1∶1),以 21 天为周期,静脉内接受以下方案中的一种:替雷利珠单抗(200mg,第 1 天)加紫杉醇(175mg/m²,第 1 天)和卡铂(第 1 天)(A 组);替雷利珠单抗加白蛋白结合型紫杉醇(100mg/m²,第 1、8 和 15 天)和卡铂(B 组);紫杉醇和卡铂(C 组)。

研究结果/结论:355 名鳞状 NSCLC 患者接受治疗[中位年龄为 62 岁,范围为 34~74 岁;男性 330 名(91.7%)]。中位研究随访 8.6 个月(95%CI:8.1~9.0 个月)后,与单纯化疗[C 组,5.5 个月;HR=0.524;95%CI:0.370~0.742;P<0.001(A 组对比 C 组)]和 0.478[95%CI:0.336~0.679;P<0.001(B 组对比 C 组)]。与 C 组(49.6%;4.2 个月)相比,在 A 组(72.5%;8.2 个月)和 B 组(74.8%;8.6 个月)中观察到更高的 IRC 评估 ORR 和更长的反应持续时间。未观察到 PD 之间的关联-L1 表达和 PFS 或 ORR。在 15(12.5%;A 组)、35(29.7%;B 组)和 18(15.4%;C 组)患者。在每组患者中,最常见的 3 级及以上的 AE 是中性粒细胞水平降低,这与已知的化疗毒性作用一致。

发表的论文:

• Wang J,et al. Tislelizumab plus chemotherapy vs chemotherapy alone as first-line treatment for advanced squamous non-small-cell lung cancer:a phase 3 randomized clinical trial. JAMA Oncol,2021,7(5):709-717.

是否被指南采纳:无。

学术大会交流情况:2020 年 ASCO 等。

2. 项目名称:A study evaluating the efficacy and safety of tislelizumab versus chemotherapy in advanced non-squamous NSCLC.

项目注册号:CTR20180032/NCT03663205

项目主要终点:无进展生存期(PFS)。

项目次要终点:安全性和耐受性。

研究路径:在这项开放标签的 3 期试验(RATIONALE 304)中,组织学证实的ⅢB 期或 Ⅳ 期非鳞状 NSCLC 患者按 2∶1 的比例被随机分配至 A 组和 B 组。A 组:替雷利珠单抗加铂(卡铂或顺铂)和培美曲塞(Q3W);B 组:在诱导治疗期间单独使用铂和培美曲塞(Q3W),然后静脉内维持培美曲塞(Q3W)。

研究结果/结论:332 名患者[$n=222$(A 组);$n=110$(B 组)]分别接受 A 组和 B 组方案治疗。中位研究随访时间为 9.8 个月,与单独化疗相比,替雷利珠单抗联合化疗的 PFS 显著延长[中位 PFS:9.7 个月 vs 7.6 个月;$HR=0.645$;$95\%CI:0.462\sim0.902$;$P=0.0044$]。此外,与单独化疗相比,联合治疗的客观缓解率更高,缓解持续时间更长。血液学不良事件(AE)在两个治疗组中都很常见;报告最多的 AE 严重程度为 1~2 级。最常见的 3 级及以上的 AE 与化疗相关,包括中性粒细胞减少症(A 组44.6%,B 组 35.5%)和白细胞减少症(A 组21.6%,B 组 14.5%)。

发表的论文:

• Lu S,et al. Tislelizumab plus chemotherapy as first-line treatment for locally advanced or metastatic nonsquamous NSCLC(RATIONALE 304):a randomized phase 3 trial. J Thorac Oncol,2021,16(9):1512-1522.

是否被指南采纳:否。

学术大会交流情况:2020 年 ESMO 等。

七、Toripalimab

1. 项目名称: A study of toripalimab + pemetrexed plus carboplatin in patients with EGFR-mutation positive and T790M negative after progression on EGFR-TKI treatment(JS001).

项目注册号:NCT03513666

项目主要终点:客观缓解率(ORR)。

项目次要终点:无进展生存期(PFS);总生存期(OS)。

研究路径:本研究为一项前瞻性、多中心、开放、单臂、Ⅱ期临床研究,患者接受特瑞普利单抗+培美曲塞/卡铂治疗 4~6 个周期,之后接受特瑞普利单抗+培美曲塞的维持治疗,直至疾病进展或出现不可耐受的毒性,每 6 周评估一次疗效。

研究结果/结论:40 例患者全部被纳入评估,确认的客观缓解率(ORR)为50%,20 例患者部分缓解(PR),15 例患者疾病稳定(SD;包括 1 例未确认的PR),疾病控制率(DCR)达 87.5%;中位缓解持续时间(DOR)7.0 个月;整体人群的中位无进展生存期(PFS)为 7.0 个月。根据 PD-L1 表达水平进行分层分析:PD-L1 阳性患者,客观缓解率为 60%,中位无进展生存期达 8.3 个月;PD-L1 阴性患者,客观缓解率为 38.9%,中位无进展生存期达 5.7 个月。根据患者基因突变类型:EGFR L858R 突变患者客观缓解率为 58.9%,中位无进展生存期为 7.1 个月;携带 19Del 突变的患者客观缓解率为 43.5%,中位无进展生存期为 5.1 个月。

发表的论文:

• Jiang T,et al. Toripalimab plus chemotherapy as second-line treatment in previously EGFR-TKI treated patients with EGFR-mutant-advanced NSCLC:a multicenter phase-Ⅱ trial. Signal Transduct Target Ther,2021,6(1):355.

是否被指南采纳:否。

学术大会交流情况:2019 年 WCLC 等。

八、Camrelizumab

1. 项目名称:A study of SHR-1210 in combination with carboplatin+paclitaxel in subjects with squamous NSCLC.

项目注册号:NCT03668496

项目主要终点:无进展生存期(PFS)。

项目次要终点:客观缓解率(ORR);疾病控制率(DCR);缓解持续时间(DOR);总生存期(OS);安全性。

研究路径:研究入组了 412 例晚期非鳞状 NSCLC 患者,按 1∶1 的比例随机分为两组:①卡瑞利珠单抗联合化疗组,患者接受卡瑞利珠单抗 200mg 治疗,联合 4～6 个周期卡铂+培美曲塞,之后接受培美曲塞联合卡瑞利珠单抗的维持治疗,每 3 周为一个给药周期,直至疾病进展或出现不可耐受的毒性;②对照组,患者接受 4～6 个周期卡铂+培美曲塞,之后接受培美曲塞的维持治疗,每 3 周为一个给药周期,直至疾病进展或出现不可耐受的毒性,对于确认疾病进展的化疗组患者,允许交叉使用卡瑞利珠单抗单药治疗。卡瑞利珠单抗治疗时间不超过 2 年。

研究结果/结论:在 389 名符合条件的患者中,193 名患者接受卡瑞利珠单抗联合化疗,196 名患者接受安慰剂联合化疗,纳入疗效和安全性分析。结果显示,与安慰剂联合化疗相比,卡瑞利珠单抗联合化疗显著延长了患者无进展生存期和总生存期。相较于单独化疗,免疫治疗联合化疗使客观缓解率显著提高了(60.5% vs 38.6%),并延长无进展生存期(11.3 个月 vs 8.3 个月,HR=0.60)和总生存期(27.9 个月 vs 20.5 个月,HR=0.73)。两组均未观察到意外的治疗/免疫相关不良事件。生物标志物分析显示,在卡瑞利珠单抗联合化疗组,两个周期治疗后的 ctDNA 清除与无进展生存期($P<0.0001$)和总生存期($P<0.0001$)显著延长独立相关。与对照组相比,卡瑞利珠单抗联合化疗组患者的无进展生存期和总生存期显著延长。两组均未观察到意外的治疗/免疫相关不良事件。

发表的论文:

• Ren S,et al;CameL-sq Study Group. Camrelizumab plus carboplatin and paclitaxel as first-line treatment for advanced squamous non-small-cell lung cancer(CameL-sq):a phase 3 trial. J Thorac Oncol,2021,16:S1556-0864(21)03392-X.

• Ren S,et al. Camrelizumab plus carboplatin and paclitaxel as first-line treatment for advanced squamous NSCLC(CameL-Sq):a phase 3 trial. J Thorac Oncol,2022,17(4):544-557.

是否被指南采纳:是。

学术大会交流情况:2021 年 WCLC,2022 年 ELCC 等。

2. 项目名称: A study of SHR-1210 in combination with apatinib in advanced non-small cell lung cancer(NSCLC).

项目注册号: NCT03083041

项目主要终点: 总生存期(OS)。

项目次要终点: 无进展生存期(PFS)。

研究路径: 试验组采用卡瑞利珠单抗 200mg,静脉滴注(无须预防用药),每次输注 20～60 分钟,每 4 周为 1 个给药周期,每个周期第 1 天、第 15 天给药。研究期间不允许剂量下调或上调,允许最长 12 周的用药延迟,或终止治疗。最长用药时间为 2 年。甲磺酸阿帕替尼片 250mg/d,每天 1 次(QD),餐后半小时内口服,连续服药,每 4 周为 1 个给药周期。若自给药 12 周内发生部分缓解/完全缓解,或已给药满 12 周,则可酌情调整为服药 1 天、停药 1 天(QOD)的给药方式。

研究结果/结论: 105 例接受化疗的非鳞状 NSCLC 患者入组,接受阿帕替尼 250mg(推荐 II 期剂量)和卡瑞利珠单抗 200mg 治疗。其中,完全缓解 1 例(1.0%),部分缓解 28 例(26.7%),病情稳定 48 例(45.7%)。在疗效可评估的人群中($n=94$),客观缓解率为 30.9%(95%CI:21.7～41.2),中位无进展生存期为 5.7 个月(95%CI:4.5～8.8),总生存期为 15.5 个月(95%CI:10.9～24.5)。联合治疗的效果在所有 PD-L1 和肿瘤突变负荷亚组患者病情都很明显,并且似乎使 STK11/KEAP1 突变患者病情得到改善(突变型与野生型,

ORR 为 42.9% 与 28.1%;1 年生存率为 85.1% 与 53.1%)。没有观察到意外的不良事件。

发表的论文:

• Zhou C, et al. Efficacy and biomarker analysis of camrelizumab in combination with apatinib in patients with advanced nonsquamous NSCLC previously treated with chemotherapy. Clin Cancer Res,2021,27(5): 1296-1304.

是否被指南采纳:无。

学术大会交流情况:2019 年 ASCO 等。

3. 项目名称:SHR-1210 combined with apatinib in treatment of ED-SCLC after failure of first line standard therapy(PASSION).

项目注册号:NCT03417895

项目主要终点:客观缓解率(ORR);不良事件发生率。

项目次要终点:不良事件[时间范围:6 个月];总生存期(OS);无进展生存期(PFS);缓解持续时间(DOR)等。

研究路径:在研究的第一阶段,患者被随机分配(1∶1∶1),接受卡瑞利珠单抗 200mg Q2W 加阿帕替尼 375mg QD,连续 5 天/休息 2 天或连续 7 天/休息 7 天,每组 6 例患者。基于第一个周期(28 天)的耐受性结果和第 1 阶段的研究数据,在研究的第二阶段将队列扩大至 45 例患者。主要终点是根据 RECIST 1.1 评估的客观缓解率(ORR)和安全性。

研究结果/结论:研究共纳入 59 例患者,其中 QD 队列 47 例患者。在 QD 队列中,确认的客观缓解率达到 34.0%(95% CI:20.9~49.3),中位无进展生存期为 3.6 个月,中位总生存期为 8.4 个月。化疗敏感和化疗耐药患者(定义为分别在含铂化疗后≥90 天和<90 天疾病复发的患者)具有可比的确认客观缓解率(37.5% vs 32.3%)、中位无进展生存期(3.6 vs 2.7 个月)和中位总生存期(9.6 vs 8.0 个月)。59 名患者中有 43 名(72.9%)报告了 3 级或更高级别的治疗相关不良事件;5 名患者(8.5%)由于治疗相关的不良事件而停药。

发表的论文:

• Fan Y,et al. Camrelizumab plus apatinib in extensive-stage SCLC(PASSION): a multicenter,two-stage,phase 2 trial. J Thorac Oncol,2021,16(2):299-309.

是否被指南采纳:无。

学术大会交流情况:2020 年 AACR 等。

第五章

B 类临床研究

一、Nivolumab & Ipilimumab

1. 项目名称: A dose frequency optimization, trial of nivolumab 240 mg every 2 weeks vs nivolumab 480 mg every 4 weeks in subjects with advanced or metastatic non-small cell lung cancer who received up to 12 months of nivolumab at 3 mg/kg or 240 mg every 2 weeks(CheckMate 384).

项目注册号: NCT02713867

项目简介: 本研究的主要目的是比较随机分组后,在晚期/转移性(Ⅲb/Ⅳ期)非小细胞肺癌(NSCLC)受试者中,应用每4周一次纳武利尤单抗480mg和每2周一次纳武利尤单抗240mg在6个月和12个月的无进展生存率的区别。

项目主要终点: 6个月时和12个月时的无进展生存率。

项目次要终点: 肿瘤组织学无进展生存率(PFSR);按反应标准划分的无进展生存率(PFSR);总生存期;出现不良事件、严重不良事件的概率等。

研究结果/结论: 无

2. 项目名称: A study of non-small cell lung cancer(NSCLC)patients receiving second-line nivolumab monotherapy in Asia(CheckMate870).

项目注册号: NCT03195491

项目简介: 本研究的目的是调查亚洲NSCLC患者接受纳武利尤单抗单药治疗作为二线或三线治疗的安全性。

项目主要终点: 非HBV感染参与者中与治疗相关的高级别不良事件的严重程度和发生率。

项目次要终点: HBV感染参与者中与治疗相关的高级别不良事件的发生

率和严重程度;所有参与者不良事件的发生率和严重程度等。

研究结果/结论:无论 HBV、EGFR 和 PD-L1 状态如何,纳武利尤单抗 240mg 30 分钟输注 Q2W 在接受过治疗的晚期 NSCLC 的亚洲患者中均具有良好的耐受性。结果与 CheckMate 078 研究一致。鉴于亚组样本量较小,应谨慎解释数据。

学术大会交流情况:2022 年 ELCC。

3. 项目名称:A study of nivolumab and ipilimumab in untreated participants with stage 3 non-small cell lung cancer(NSCLC)that is unable or not planned to be removed by surgery(CheckMate73L).

项目注册号:NCT04026412

项目简介:该研究的主要目的是在未治疗的局部晚期非小细胞肺癌参与者中比较纳武利尤单抗加同步放化疗,继以纳武利尤单抗加伊匹木单抗维持治疗(A 组)、纳武利尤单抗+同步放化疗继以纳武利尤单抗单药维持治疗(B 组)和同步放化疗继以度伐单抗(C 组)的有效性。

项目主要终点:对比 A 组和 C 组的无进展生存期(PFS)及总生存期(OS)。

项目次要终点:B 组与 C 组的 OS 对比;客观缓解率(ORR);AE 的发生率等。

研究结果/结论:无

4. 项目名称:A study of nivolumab+chemotherapy or nivolumab+ipilimumab versus chemotherapy in non-small cell lung cancer(NSCLC)participants with epidermal growth factor receptor(EGFR)mutation who failed 1L or 2L EGFR tyrosine kinase inhibitor(TKI)therapy(CheckMate722).

项目注册号:NCT02864251

项目简介:本研究的主要目的是确定与化疗相比,纳武利尤单抗+化疗在治疗 EGFR 突变、一线或二线 EGFR TKI 治疗失败的 NSCLC 患者中是否有效。

项目主要终点:盲态独立中心评估的无进展生存期(PFS)。

项目次要终点:总生存期(OS);缓解持续时间(DOR);无进展生存率(PFSR)等。

研究结果/结论:无

5. 项目名称: A study of neoadjuvant chemotherapy plus nivolumab versus neoadjuvant chemotherapy plus placebo, followed by surgical removal and adjuvant treatment with nivolumab or placebo for participants with surgically removable early stage non-small cell lung cancer.

项目注册号:NCT04025879

项目简介:该研究的主要目的是检查围辅助(新辅助以及辅助)免疫疗法是否会延长早期非小细胞肺癌患者的无进展生存期(PFS)。

项目主要终点:盲态独立中心评估的无进展生存期(PFS)。

项目次要终点:总生存期(OS);病理完全缓解(pathologic complete response,pCR)率;病理显著缓解(major pathologic response,MPR)率严重不良事件、不良事件的发生率。

研究结果/结论: 无

6. 项目名称: Study of nivolumab for advanced cancers in India.

项目注册号:NCT03444766

项目简介:这是在印度晚期非小细胞肺癌或肾癌患者中进行的一项纳武利尤单抗研究。

患者主要终点:发生治疗相关不良事件的患者人数。

患者次要终点:发生治疗相关特定不良事件的患者人数;发生治疗相关严重不良事件的患者人数;因不良事件导致停药的患者人数。

研究结果/结论: 无

7. 项目名称: Phase 3 trial in squamous non-small cell lung cancer subjects comparing ipilimumab plus paclitaxel and carboplatin versus placebo plus paclitaxel and carboplatin.

项目注册号:NCT02279732

项目简介:该研究的目的是确定伊匹木单抗加紫杉醇和卡铂是否比安慰剂加紫杉醇和卡铂更能延长鳞状非小细胞肺癌患者的生命。

项目主要终点:接受至少一剂盲法研究治疗的所有随机参与者的总生存期(OS)。

项目次要终点:所有随机参与者的总生存期(OS);接受至少一剂盲法研究治疗的所有随机参与者的无进展生存期(PFS)。

研究结果/结论: 无

8. 项目名称： An open-label，multicenter clinical trial with nivolumab（BMS-936558）monotherapy in subjects with advanced or metastatic squamous cell（Sq）non-small cell lung cancer（NSCLC）who have received at least one prior systemic regimen for the treatment of stage Ⅲ b/Ⅳ SqNSCLC（Checkmate 171）.

项目注册号： NCT02409368

项目简介： 该研究的目的是确定在至少 1 次全身治疗期间或之后进展的晚期或转移性肺鳞癌患者中高级别、治疗相关、选择性不良事件（AE）的发生率。

项目主要终点： 3～4 级治疗相关选择性不良事件的发生率。

项目次要终点： 具有高级别不良事件的参与者人数；任何级别不良事件的中位时间；总生存期（OS）；客观缓解率（ORR）等。

研究结果/结论： 不同人群的安全性相似；在所有接受治疗的患者中，最常见的 3～4 级治疗相关选择性不良事件有腹泻（1%）、ALT 升高（1%）、肺炎（0.7%）、结肠炎（0.6%）和 AST 升高（0.5%）等。所有接受治疗的患者中位总生存期相似。ECOG 评分为 2 的患者的中位总生存期为 5.2 个月。

学术大会交流情况： 无

9. 项目名称： A study of nivolumab in advanced non-small cell lung cancer（NSCLC）（CheckMate370）.

项目注册号： NCT02574078

项目简介： 本研究的目的是确定在晚期非小细胞肺癌患者中，纳武利尤单抗单药治疗或联合护理标准治疗是否会提供临床益处，而不会出现不可接受的毒性。

项目主要终点： 无进展生存期（PFS）；总生存期（OS）；治疗相关不良事件的参与者百分比。

项目次要终点： 缓解持续时间（DOR）；客观缓解率（ORR）等。

研究结果/结论： 无

10. 项目名称： A study to test the safety and effectiveness of nivolumab combined with daratumumab in patients with pancreatic，non-small cell lung or triple negative breast cancers，that have advanced or have spread.

项目注册号： NCT03098550

项目简介： 本研究的目的是确定胰腺癌、非小细胞肺癌或三阴性乳腺癌在治疗晚期或已经扩散时,纳武利尤单抗和达雷妥尤单抗的组合是否安全有效。

项目主要终点:出现不良事件(AE)的参与者人数;发生严重不良事件(SAE)的参与者人数;在特定肝脏测试中出现实验室异常结果的参与者人数;在特定甲状腺测试中出现实验室异常结果的参与者人数。

项目次要终点:客观缓解率(ORR);缓解持续时间(DOR);无进展生存期(PFS);纳武利尤单抗血清浓度;达雷妥尤单抗血清浓度;参与者抗药物抗体阳性百分比。

研究结果/结论:无

11. 项目名称:Phase Ⅱ study for previously untreated subjects with non-small cell lung cancer(NSCLC)or small cell lung cancer(SCLC).

项目注册号:NCT00527735

项目简介:该研究的目的是确定与紫杉醇/卡铂单药相比,伊匹木单抗与紫杉醇/卡铂联合给药对既往未治疗过的肺癌患者中是否有临床益处。

项目主要终点:免疫相关无进展生存期(irPFS)。

项目次要终点:无进展生存期(PFS);总生存期(OS);对 NSCLC 和 SCLC参与者的最佳总体反应率(BORR);最佳总体缓解率(irBORR)等。

研究结果/结论:伊匹木单抗＋紫杉醇/卡铂 vs 安慰剂＋化疗一线治疗晚期非小细胞肺癌,试验分为三组,化疗加安慰剂组、化疗加伊匹木单抗分阶段联合组(2 周期安慰剂加化疗,随后 4 周期伊匹木单抗加化疗;简称分阶段联合组)、化疗加伊匹木单抗同时联合组(4 周期伊匹木单抗加化疗,随后 2 周期安慰剂加化疗;简称同时联合组),同时联合组没有显示出统计学差异,而分阶段联合组在主要研究终点、中位 PFS 较安慰剂组显示出统计学优势。3～4 度不良事件发生率在分阶段联合组为 15％,同时联合组为 20％,安慰剂组为 6％。

学术大会交流情况:无

12. 项目名称:NADIM Ⅱ:neo-adjuvant immunotherapy(NADIM Ⅱ).

项目注册号:NCT03838159

项目简介:这是一项随机、2 期、开放标签、多中心研究,旨在评估纳武利尤单抗＋化疗对比化疗用于可切除 NSCLC 新辅助治疗的效果和安全性。

项目主要终点:病理完全缓解(pCR)。

项目次要终点:病理显著缓解(MPR);客观缓解率(ORR),安全性以及预测性生物标志。

研究结果:NADIM Ⅱ证实了纳武利尤单抗联合化疗新辅助治疗在可切除Ⅲ A~B NSCLC 患者中的优势;患者接受新辅助免疫化疗＋手术＋辅助免疫治疗的全程方案,无进展生存期明显延长,中位随访时间 26.1 个月,联合治疗组和单独化疗组患者的 24 个月无进展生存率分别为 66.6％和 42.3％。联合治疗组未达到中位无进展生存期,而单独化疗组的中位无进展生存期为 18.3 个月(HR＝0.48;95％CI:0.25~0.91;P＝0.025)。化疗中加入纳武利尤单抗:显著改善病理完全缓解率;安全性可耐受,3~4 级毒性适度增加;不妨碍手术可行性;PD-L1 TPS 对病理完全缓解率有预测价值。

发表的论文:暂无

学术大会交流情况:2022 年 ASCO。

13.项目名称:A clinical signal of efficacy observed with a combination of Nivolumab and ipilimumab over platinum doublet in fit elderly patients with advanced NSCLC.

项目注册号:energy GFPC 06－2015

项目简介:相比于化疗,PD1 和 CTLA4 单克隆抗体的组合在晚期 NSCLC 患者中显示出优势,但关于老年患者的数据很少。该研究比较了纳武利尤单抗和伊匹木单抗联合(纳武利尤单抗＋伊匹木单抗组)与铂类药物(化疗组)治疗晚期 NSCLC 患者的效果。

项目主要终点:总生存期(OS)。

项目次要终点:无进展生存期(PFS);客观缓解率(ORR)和安全性。

研究结果:纳武利尤单抗＋伊匹木单抗组中位总生存期显著优于化疗组总生存期。亚组分析显示,在 PS 0~1 老年患者人群中,纳武利尤单抗＋伊匹木单抗对比含铂双药化疗有非常明显的临床获益优势。在 PS 2 患者人群中,总生存期分别为 2.9 个月(1.4~4.8 个月)和 6.1 个月(3.5~10.4 个月)(P＝0.22)。纳武利尤单抗＋伊匹木单抗的中位无进展生存期在全人群中有明显优势。

学术大会交流情况:2022ASCO。

14.项目名称:Observational study for lung cancer patients treated with nivolumab(EVIDENS).

项目注册号:NCT03382496

项目简介:本研究将描述在法国开始纳武利尤单抗治疗肺癌患者的特征及其 3 年以上的结果。

项目主要终点:性别分布;年龄分布;纳武利尤单抗开始时的治疗线分布;ECOG PS 分布;纳武利尤单抗开始时患者工作状态的分布;纳武利尤单抗开始时的 QoL(EQ-5D);从初始诊断到开始纳武利尤单抗的中位时间;总生存期(OS)等。

项目次要终点:无进展生存期(PFS);客观缓解率(ORR);纳武利尤单抗药物不良反应分布等。

研究结果:证据研究的初步结果证实了纳武利尤单抗的有效性和安全性,主要用于治疗前的晚期非小细胞肺癌患者,与Ⅲ期随机临床试验中观察到的疗效相似,尽管研究人群更广泛。

15. 项目名称: Ipilimumab + nivolumab w/thoracic radiotherapy for extensive-stage small cell lung cancer.

项目注册号:NCT03043599

项目简介:本研究第一阶段运行的目的是确认接受联合胸部放射治疗(30Gy,10 次)和纳武利尤单抗/伊匹木单抗在标准治疗后接受 4~6 个周期的铂类化疗的安全性。本研究第二部分的目的是估计接受伊匹木单抗和纳武利尤单抗治疗的参与者在接受 4~6 个周期的标准治疗后接受胸部放射治疗(30Gy,10 次)的 6 个月无进展生存率(PFS)。

项目主要终点:第一阶段,评估第二阶段所需的安全剂量;第二阶段,无进展生存期(PFS)。

项目次要终点:总生存期(OS)。

研究结果:该研究招募了 21 名患者,6 个月无进展生存率为 24%,中位无进展生存期为 4.5 个月。12 个月总生存率为 48%,中位总生存期为 11.7 个月。有 52% 的患者发生≥1 个可能相关的 3~4 级免疫相关不良事件。分别有 19% 和 24% 的患者发生 3 级肺部和胃肠道免疫相关不良事件。探索性分析显示,增加的细胞毒性 T 细胞($CD3^+CD8^+$)肿瘤浸润与 PFS 和 OS 较长相关。从基线到首剂 IPI/NIVO 后外周血 $CD3^+CD8^+$ 的降低,与无进展生存期和总生存期的改善相关。

16. 项目名称: Cisplatin and etoposide plus radiation followed by nivolumab/placebo for locally advanced NSCLC.

项目注册号:NCT02768558

项目简介:Ⅲ期不可切除的非小细胞肺癌患者将接受胸部放疗、顺铂和依托泊苷,然后每 2 周接受一次纳武利尤单抗或安慰剂,持续 1 年。

项目主要终点:总生存期(OS);无进展生存期(PFS)。

项目次要终点:发生 3 级以上不良事件的参与者人数;PD-L1 状态的总体生存情况;PD-L1 状态的无进展生存期。

研究结果:无

17. 项目名称:Selective HDAC6 inhibitor ACY 241 in combination with nivolumab in patients with unresectable non-small cell lung cancer.

项目注册号:NCT02635061

项目简介:确定 ACY 241(HDAC6 抑制剂)与纳武利尤单抗联用的安全性、耐受性、剂量限制毒性(DLT)和最大耐受剂(MTD)。

项目主要终点:与治疗相关的不良事件的参与者人数;推荐 Ⅱ 期的 ACY 241 与纳武利尤单抗联合使用的剂量。

项目次要终点:ACY 241 与纳武利尤单抗联合的初步抗肿瘤活性,外周血和肿瘤组织生物标志物的最大血浆浓度(C_{max})。

研究结果:180mg 或 360mg 的 ACY 241 未发生剂量限制性毒性(DLT);在 480mg 发生 2 次 DLT。ACY 241 的 MTD 为 360mg。最常见的 ≥3 级治疗相关的不良事件有呼吸困难和肺炎。在 180mg 剂量下,观察到 1 名患者完全反应和 2 名患者部分反应(PR)。在 360mg 剂量下,观察到 3 名患者部分反应,1 名患者疾病稳定(SD),1 名患者疾病进展(PD)。在 480mg 剂量下,未观察到反应,1 名患者疾病稳定,3 名患者疾病进展。乙酰化分析揭示了治疗后组蛋白和微管蛋白乙酰化水平短暂增加。

18. 项目名称:An efficacy and safety study of JNJ-64041757,a live attenuated listeria monocytogenes immunotherapy,in combination with nivolumab versus nivolumab monotherapy in participants with advanced adenocarcinoma of the lung.

项目注册号:NCT03371381

项目简介:本研究的目的是评估 JNJ-64041757 联合纳武利尤单抗治疗间皮素阳性复发/难治性ⅢB 期或Ⅳ期肺腺癌患者的疗效是否优于纳武利尤单抗单药治疗。开放标签研究包括两部分,即第 1b 阶段(安全磨合)和第 2 阶段。第 1b 阶段是单臂研究;而第 2 阶段随机分为 2 组,即 A 组和 B 组。

项目主要终点:有客观反应的参与者百分比。

项目次要终点:缓解持续时间(DOR);无进展生存期(PFS);治疗期间出现的不良事件(treatment emergent adverse events,TEAE);总生存期(OS)等。

研究结果:在单药治疗研究中,18名患者(中位年龄63.5岁;女性占61%)接受了JNJ-64041757治疗(1×10^8或1×10^9CFU),中位持续时间为1.4个月(范围:0~29)。最常见的不良事件(AE)是发热(72%)和寒战(61%),通常是轻微的并在48小时内消退。在13名可评估生物标志物的患者中,有10名在治疗后用瞬时间皮素特异性T细胞反应诱导了外周促炎细胞因子和淋巴细胞活化。在单药治疗中,18名可评估疗效的患者中有4名病情稳定达16周或更长时间,其中一名患者的目标病灶减少。在联合研究中,12名患者入组(中位年龄63.5岁;女性占33%)。联合治疗中最常见的AE是发热(67%)和寒战(58%);6名患者出现3级或以上AE,包括2名发生治疗相关的致命性肺炎。

19. 项目名称:A study for identification of predictive immune biomarker in peripheral blood for nivolumab therapy in NSCLC patients.

项目注册号:NCT03486119

项目简介:该研究旨在阐明对PD-1阻断反应的预测性免疫相关生物标志物,并评估纳武利尤单抗治疗期间NSCLC患者外周血中免疫细胞的动态。

项目主要终点:MDSC标志物;Tregs标志物的变化;T细胞/NK细胞标志物;免疫检查点分子;S100A8/A9的血清水平;HMGB1。

项目次要终点:客观缓解率(ORR);无进展生存期(PFS);总生存期(OS);不良事件。

研究结果:循环$PD-1^+CD8^+$T淋巴细胞富含效应/记忆群体,激活和衰竭相关标志物的表达水平升高。在一个治疗周期后,$CD8^+$T淋巴细胞中$PD-1^+$细胞的频率降低与更好的生存结果相关。在肿瘤抗原NY-ESO-1特异性$CD8^+$T淋巴细胞和验证队列的分析中获得了类似的结果。机制上,$CD8^+$T淋巴细胞上的PD-1分子表达抑制肿瘤抗原特异性$CD8^+$的效应功能T淋巴细胞。

20. 项目名称:Fostering efficacy of anti-PD-1-treatment:nivolumab plus radiotherapy in advanced NSCLC.

项目注册号:NCT03044626

项目简介:主要目的是研究纳武利尤单抗联合放疗在转移性非鳞状非小细胞肺癌患者中的疗效。

项目主要终点:客观缓解率(ORR)。

项目次要终点:无进展生存期(PFS);总生存期(OS);不良事件;生活质量评估等方面。

研究结果:无

21. 项目名称:Randomized phase Ⅲ study of nivolumab and ipilimumab versus carboplatin-based doublet in first-line treatment of PS 2 or elderly(70 years)patients with advanced non-small cell lung cancer(Energy-GFPC 06-2015 study)。

项目注册号:NCT03351361

项目简介:Energy-GFPC 06-2015 研究为一项随机Ⅲ期研究,对比了纳武利尤单抗＋伊匹木单抗与含铂化疗用于 PS 2 和(或)老年(≥70 岁)晚期 NSCLC 患者一线治疗的效果。

项目主要终点:总生存期(OS)。

项目次要终点:无进展生存期(PFS);客观缓解率(ORR);按肿瘤 PD-L1 表达水平的疗效;生活质量评估(QOL)。

研究结果:在 PS 2 和(或)老年晚期 NSCLC 人群中,我们观察到与含铂双药化疗相比,纳武利尤单抗＋伊匹木单抗在 1 年总生存期、无进展生存期方面无显著优势。在老年 PS 0/1 患者的亚组分析中,纳武利尤单抗＋伊匹木单抗组的总生存期显著高于化疗组,22.6 个月(18.1～36 个月)vs.11.8 个月(8.9～20.5 个月)。在 PS 2 和(或)老年晚期 NSCLC 人群中未观察到纳武利尤单抗＋伊匹木单抗毒性的新信号。专门针对老年人群、PS 2 晚期 NSCLC 人群的试验是可行的且仍是必要的。

学术大会交流情况:2022 年 ASCO。

二、Pembrolizumab

1. 项目名称:Study of pemetrexed＋platinum chemotherapy with or without pembrolizumab(MK-3475)in adults with tyrosine kinase inhibitor-(TKI)-resistant epidermal growth factor receptor-(EGFR)-mutated metastatic non-squamous non-small cell lung cancer(NSCLC)(MK-3475-789/KEYNOTE-789)。

项目注册号:NCT03515837

项目简介:本研究的目的是评估培美曲塞联合铂类化疗(卡铂或顺铂)联合

或不联合帕博利珠单抗治疗。酪氨酸激酶抑制剂(TKI)耐药、表皮生长因子受体(EGFR)突变、转移性非鳞状非小细胞肺癌(NSCLC)患者的疗效和耐药性包括:①TKI失败(包括奥希替尼失败)伴T790M阴性突变肿瘤;②先前用奥希替尼治疗的T790M阳性突变肿瘤;③无论T790M突变状态如何,一线奥希替尼均失败。

项目主要终点:无进展生存期(PFS);总生存期(OS)。

项目次要终点:客观缓解率(ORR);缓解持续时间(DOR);不良事件(AE);因AE导致的研究治疗中止等方面。

研究结果:无

2. 项目名称: Efficacy and safety of pembrolizumab(MK-3475)with platinum doublet chemotherapy as neoadjuvant/adjuvant therapy for participants with resectable stage Ⅱ, ⅢA, and resectable ⅢB(T3-4N2)non-small cell lung cancer (MK-3475-671/KEYNOTE-671).

项目注册号:NCT03425643

项目简介:该试验将评估帕博利珠单抗联合铂类双药新辅助化疗(NAC)在手术前[新辅助期],然后在手术后单独使用帕博利珠单抗[辅助期]在可切除 Ⅱ、ⅢA患者中,以及可切除的 ⅢB(T3-4N2)非小细胞肺癌(NSCLC)患者中的安全性和有效性。

项目主要终点:无事件生存期(EFS);总生存期(OS)。

项目次要终点:mPR率;pCR率;不良事件(AE);围手术期并发症;因AE导致的治疗中止等。

研究结果:无

3. 项目名称: Study of pembrolizumab(MK-3475)versus platinum-based chemotherapy for participants with programmed cell death-ligand 1(PD-L1)-positive advanced or metastatic non-small cell lung cancer(MK-3475-042/KEYNOTE-042)-China extension study.

项目注册号:NCT03850444

项目简介:在中国扩展研究中,PD-L1阳性非小细胞肺癌(NSCLC)的中国参与者将被随机分配接受帕博利珠单抗单药治疗或铂类化疗(卡铂+紫杉醇或卡铂+培美曲塞,4～6个21天周期)。非鳞癌铂类化疗组的中国参与者可能在4～6个化疗周期后接受培美曲塞维持治疗。主要扩展研究假设是,与化疗相比,帕博利珠单抗可延长总生存期。

项目主要终点:肿瘤比例评分 TPS≥50％,TPS≥20％及 TPS≥1％的参与者的总生存期(OS)。

项目次要终点:无进展生存期(PFS);客观缓解率(ORR);经历过至少一次不良事件(AE)的参与者人数;因不良事件(AE)终止研究治疗的参与者人数等。

研究结果:相比于化疗,帕博利珠单抗改善了所有人群的总生存期,PD-L1 TPS≥1％的 NSCLC 患者中,24 个月总生存率分别为 28.2％ vs 43.8％,24 个月无进展生存率分别为 10.6％ vs 15.6％。3～5 级药物治疗相关不良反应的发生率在帕博利珠单抗治疗组和化疗组分别为 19.5％ 和 68.8％。完成 35 个周期帕博利珠单抗治疗的 22 例患者中,客观缓解率为 77.3％,缓解持续时间为 27.6 个月。

4. 项目名称: Study of pemetrexed＋platinum chemotherapy with or without pembrolizumab（MK-3475）in participants with first line metastatic nonsquamous non-small cell lung cancer（MK-3475-189/KEYNOTE-189）-Japan extension study.

项目注册号:NCT03950674

项目简介:该项目研究在先前未接受过全身性治疗的晚期或转移性非鳞状非小细胞肺癌（NSCLC）成人日本参与者中,帕博利珠单抗(MK-3475)联合培美曲塞/铂化疗与单独培美曲塞/铂化疗的疗效和安全性。

项目主要终点:无进展生存期(PFS);总生存期(OS)。

项目次要终点:客观缓解率(ORR);缓解持续时间(DOR);基于欧洲癌症研究与治疗组织癌症患者生活质量核心 30 项问卷(EORTC QLQ-C30)和 QLQ-肺癌模块 13 项问卷(LC13)评估的总体健康状态/生活质量(QOL)、躯体功能、呼吸困难、咳嗽和胸痛与基线时相比的变化幅度等。

5. 项目名称: Study of pembrolizumab(MK-3475) vs placebo for participants with non-small cell lung cancer after resection with or without standard adjuvant therapy(MK-3475-091/KEYNOTE-091)(PEARLS).

项目注册号:NCT02504372

项目简介:在这项研究中,接受或不接受辅助化疗的ⅠB/Ⅱ～ⅢA 期非小细胞肺癌(NSCLC)参与者将接受帕博利珠单抗或安慰剂治疗。主要研究假设是,与安慰剂相比,帕博利珠单抗将改善无病生存期(disease free survival,DFS)。

项目主要终点:无进展生存期(PFS)。

项目次要终点:总生存期(OS);肺癌特异性生存期(LCSS)。

研究结果:无

6. 项目名称: Coformulation of pembrolizumab/vibostolimab(MK-7684A) versus pembrolizumab(MK-3475)monotherapy for programmed cell death ligand 1 (PD-L1)positive metastatic non-small cell lung cancer（MK-7684A-003,KEYVIBE-003）。

项目注册号:NCT04738487

项目简介:这是一项正在进行的Ⅲ期双盲对照研究,旨在比较MK7684A (维博利单抗和帕博利珠单抗的一种复合剂型)和帕博利珠单抗单药用于PD-L1阳性NSCLC患者一线治疗的效果。

项目主要终点:无进展生存期(PFS);总生存期(OS)。

项目次要终点:客观缓解率(ORR);缓解持续时间(DOR);基于欧洲癌症研究与治疗组织癌症患者生活质量核心30项问卷(EORTC QLQ-C30)和 QLQ-肺癌模块13项问卷(LC13)评估的总体健康状态/生活质量(QOL)、躯体功能、呼吸困难、咳嗽和胸痛与基线时相比的变化幅度等。

研究结果:无

学术大会交流情况:2022年AACR。

7. 项目名称: Combination study with soluble LAG-3 fusion protein eftilagimod alpha（IMP321）and pembrolizumab in patients with previously untreated unresectable or metastatic NSCLC,or recurrent PD-X refractory NSCLC or with recurrent or metastatic HNSCC.

项目注册号:NCT03625323

项目简介:该研究主要是为了评估可溶性LAG-3蛋白与帕博利珠单抗联合治疗非小细胞肺癌和头颈癌患者的安全性和有效性。

项目主要终点:客观缓解率(ORR)。

项目次要终点:不良事件的持续时间、频率、严重程度、无进展生存期(PFS)、总生存期(OS)等。

研究结果/结论:ITT人群的客观缓解率(主要终点)为38.6%。根据PD-

L1 表达水平进行分析(iRECIST),PD-L1 阴性、PD-L1(1％～49％)、PD-L1(≥50％)患者的客观缓解率分别为 28.1％、41.7％、52.6％。PD-L1(≥1％)患者的客观缓解率为 45.5％。ITT 人群的无进展生存期为 6.9 个月(不考虑患者 PD-L1 水平),PD-L1≥1％患者的无进展生存期为 8.4 个月,PD-L1≥50％患者的无进展生存期为 11.8 个月。

学术大会交流情况:2022 年 ASCO。

8. 项目名称: Study of ADXS-503 with or without pembro in subjects with metastatic non-small cell lung cancer.

项目注册号:NCT03847519

项目简介:单独或联合帕博利珠单抗治疗转移性鳞状或非鳞状非小细胞肺癌的 1/2 期开放标记研究。

项目主要终点:AEs;DLT;RECIST v1.1 的抗肿瘤活性。

项目次要终点:无进展生存期(PFS);总生存期(OS)。

研究结果:在 13 名可以评估的患者(帕博利珠单抗治疗后发生进展的患者)中,使用 ADXS-503 后,总体缓解率达到 15.4％,疾病控制率(DCR)为 46％。

学术大会交流情况:2022 年 ASCO。

9. 项目名称: Sintilimab versus pembrolizumab for advanced-stage non-small-cell lung cancer.

项目注册号:NCT04252365

项目简介:本研究是一项单中心、随机对照的 Ⅱ 期临床试验,旨在比较一线治疗环境下信迪利单抗和帕博利珠单抗对 ⅡB～Ⅳ 期非小细胞肺癌患者的有效性和安全性。

项目主要终点:客观缓解率(ORR)。

项目次要终点:缓解持续时间(DOR)、疾病控制率(DCR)、安全性与耐受性、无进展生存期(PFS)及总生存期(OS)。

研究结果:CTONG1901 研究结果显示,在研究第一阶段,信迪利单抗组与帕博利珠单抗组的客观缓解率分别为 57.1％和 33.3％。信迪利单抗组 4 例患者取得部分缓解,达到预设终点,研究成功进入第二阶段。在研究第二阶段,中位随访 5.6 个月的结果表明,在总体人群中,信迪利单抗治疗组与帕博利珠单抗治疗组的客观缓解率分别为 51.6％和 30.3％。其中,信迪利单抗单药治疗组与帕博利珠单抗单药治疗组的客观缓解率分别为 38.5% 和 28.6%;信迪利单抗联合化疗组与帕博利珠单抗联合化疗组的客观缓解率分别为 61.1% 和 31.6%。

学术大会交流情况:2022 年 ASCO、WCLC。

10. 项目名称: Testing the use of combination immunotherapy treatment (N-803〔ALT-803〕plus pembrolizumab) against the usual treatment for advanced non-small cell lung cancer(A Lung-MAP treatment trial).

项目注册号:NCT05096663

项目简介:这项 Ⅱ/Ⅲ 期试验研究了 N-803(ALT-803)和帕博利珠单抗的免疫治疗在已扩散到身体其他部位的非小细胞肺癌(晚期)患者中的治疗效果。

项目主要终点:总生存期(OS)。

项目次要终点:比较研究者评估的无进展生存率(IA-PFS);比较研究者根据 RECIST 1.1 评估的治疗组间无进展生存率(IA-PFS);评估应答者之间的 DOR;评估每个治疗组的中毒频率和严重程度。

研究结果:接受 PD-1 抑制剂+VEGFR2 抑制剂组合方案的患者中位总生存期优于当前标准治疗方案组(SOC 组),分别为 14.5 个月(95%CI:13.9～16.1)和 11.6 个月(95%CI:9.9～13.0)(HR=0.69;95%CI:0.51～0.92;P=0.05);中位无进展生存期相似,试验组为 4.5 个月(95%CI:4.2～6.1),而 SOC 为 5.2 个月(95%CI:4.2～5.7)(HR=0.86;95%CI:0.66～1.14;P=0.25)。

学术大会交流情况:2022ASCO。

11. 项目名称: Ramucirumab and pembrolizumab versus standard of care in treating patients with stage Ⅳ or recurrent non-small cell lung cancer(a lung-MAP non-match treatment trial).

项目注册号:NCT03971474

项目简介:这项 Ⅱ 期试验研究了与护理标准相比,雷莫芦单抗和帕博利珠单抗在治疗Ⅳ期或已经复发的非小细胞肺癌患者中的效果。

项目主要终点:总生存期(OS)。

项目次要终点:缓解率(RR);疾病控制率(DCR);缓解持续时间(DOR);无进展生存期(PFS);毒性。

研究结果:雷莫芦单抗联合帕博利珠单抗可以改善经免疫治疗和含铂双药化疗后的晚期 NSCLC 患者的总生存期,证实包括雷莫芦单抗联合帕博利珠单抗带来生存获益。

学术大会交流情况:2022 年 ASCO。

12. 项目名称:Testing the addition of a type of drug called immunotherapy to the usual chemotherapy treatment for non-small cell lung cancer,ALCHEMIST chemo-IO study.

项目注册号:NCT04267848

项目简介:这项Ⅲ期 ALCHEMIST 试验比较了对于已通过手术切除的Ⅱ A、ⅡB ⅢA 或 ⅢB 期非小细胞肺癌的患者,帕博利珠单抗添加到常规化疗与常规化疗的治疗效果。该试验的目的是确定对于非小细胞肺癌患者,在常规化疗中添加帕博利珠单抗比单独使用常规化疗的效果更好还是更差。

项目主要终点:无病生存期(DFS);总生存期(OS)。

项目次要终点:不良事件的发生率;每个试验性帕博利珠单抗加标准护理组与护理标准之间的无病生存期(DFS)、总生存期(OS)等。

研究结果:无。

13. 项目名称:Study of Pembrolizumab(MK-3475)Monotherapy in Advanced Solid Tumors and Pembrolizumab Combination Therapy in Advanced Non-small Cell Lung Cancer/Extensive-disease Small Cell Lung Cancer(MK-3475-011/KEYNOTE-011).

项目注册号:NCT01840579

项目简介:这项使用帕博利珠单抗的研究将分 5 个部分进行。在 A 部分中,患有晚期实体瘤的连续参与者队列将接受帕博利珠单抗,以评估单一疗法的安全性和耐受性。在 B、C 和 D 部分中,晚期非小细胞肺癌(NSCLC)参与者将接受帕博利珠单抗联合顺铂/培美曲塞或卡铂/培美曲塞(B 部分);与卡铂/紫杉醇或卡铂/白蛋白结合型紫杉醇(C 部分)一起使用;或通过非随机分配与伊匹木单抗(D 部分)一起评估联合治疗的安全性和耐受性。在 E 部分中,患有未治疗的广泛期小细胞肺癌(SCLC)的参与者将接受帕博利珠单抗联合顺铂/依托泊苷、卡铂/依托泊苷。

项目主要终点:经历剂量限制性毒性(DLT)的参与者人数;经历过至少一次不良事件(AE)的参与者人数;因不良事件(AE)终止研究治疗的参与者人数。

项目次要终点:帕博利珠单抗的最大血清浓度(C_{max})、达到最大血清浓度的时间、最低浓度等。

研究结果：在 B 部分(中位随访时间 16.0 个月；$n=12$)的研究中发生 1 次 DLT(4 级低钠血症)，9 名患者(75%)发生了 3 级及以上的治疗相关不良事件(AE)，两名患者出现 5 级治疗相关 AE(肺炎和间质性肺病)。在 C 部分(中位随访时间 9.9 个月；$n=14$)的研究中，发生了 2 次 DLT(均为 3 级发热性中性粒细胞减少症)，11 名患者(79%)发生 3 级及以上的治疗相关 AE，没有发生致命性不良事件。无论 PD-L1 状态如何，B 部分和 C 部分研究的客观缓解率为 73% 和 50%。

14. 项目名称：PD-1 inhibitor and chemotherapy with concurrent irradiation at varied tumour sites in advanced non-small cell lung cancer (NIRVANA-LUNG).

项目注册号：NCT03774732

项目简介：这是一项针对同步放疗和帕博利珠单抗联合化疗治疗晚期 NSCLC 的研究。

项目主要终点：总生存期(OS)。

项目次要终点：肿瘤反应、无进展生存期(PFS)、生活质量、毒性等。

研究结果：无

15. 项目名称：Efficacy and safety of pembrolizumab(MK-3475)with lenvatinib (E7080/MK-7902)vs. docetaxel in participants with metastatic non-small cell lung cancer (NSCLC) and progressive disease (PD) after platinum doublet chemotherapy and immunotherapy (MK-7902-008/E7080-G000-316/LEAP-008).

项目注册号：NCT03976375

项目简介：本研究将评估帕博利珠单抗(MK-3475)与乐伐替尼(E7080/MK-7902)对比多西他赛在铂类双药化疗后转移性非小细胞肺癌(NSCLC)和进展性疾病(PD)参与者中的疗效和安全性，以及用一种先前的抗 PD-1/PD-L1 单克隆抗体(mAb)治疗。

项目主要终点：总生存期(OS)；无进展生存期(PFS)。

项目次要终点：客观缓解率(ORR)；缓解持续时间(DOR)；经历不良事件(AE)的参与者人数等。

研究结果：无

16. 项目名称:Testing afatinib in combination with pembrolizumab in patients with squamous cell carcinoma of the lung(LUX-Lung-IO).

项目注册号:NCT03157089

项目简介:主要目的是评估阿法替尼联合帕博利珠单抗的疗效,通过客观缓解率在一线铂类治疗期间或之后进展的局部晚期或转移性鳞状非小细胞肺癌患者中进行测量。

项目主要终点:客观缓解率(ORR)。

项目次要终点:Ⅱ期推荐的剂量;疾病控制率(DCR);缓解持续时间(DOR);无进展生存期(PFS);总生存期(OS);肿瘤缩小。

研究结果:无

17. 项目名称:Phase Ⅱ trial of sequential consolidation with pembrolizumab followed by nab-paclitaxel.

项目注册号:NCT02684461

项目简介:这项研究的目的是测试旨在提高非小细胞肺癌患者生存率的3个治疗组的有效性。符合条件的受试者可以被随机分配接受4个周期的化疗后免疫疗法,或免疫疗法后化疗,或4个周期的化疗加免疫疗法。

项目主要终点:总生存期(OS)。

项目次要终点:无进展生存期(PFS);客观缓解率(ORR);A组和B组的响应率;毒性概况;生活质量(QOL)。

研究结果:我们发现巩固治疗可行且耐受性良好,30%的患者出现3级毒性。P→A的中位无进展生存期和总生存期(95%CI)分别为10.1个月(1.5−NR)、27.6个月(1.7−NR);A→P 8.4个月(1.2−9.0),12.7个月(4.4−NR);10.2个月(5.1−NR),NR。在研究过程中,大多数患者的生活质量由FACT-L测量得到改善。

18. 项目名称:Study of pembrolizumab(MK-3475)in participants with advanced non-small cell lung cancer(MK-3475-025/KEYNOTE-025).

项目注册号:NCT02007070

项目简介:本研究旨在评估帕博利珠单抗(MK-3475)在程序性细胞死亡配体1(PD-L1)阳性的晚期非小细胞肺癌肿瘤参与者中的安全性和有效性,假设帕博利珠单抗治疗将产生具有临床意义的客观缓解率。

项目主要终点:PD-L1强阳性参与者的客观缓解率(ORR);经历不良事件

(AE)的参与者人数;因 AE 停用研究药物的参与者人数。

项目次要终点:强 PD-L1 阳性参与者中的 PFS、DOR、OS 等方面。

研究结果:暂无

19. 项目名称: Neoadjuvant Pembrolizumab(TOP 1501).

项目注册号:NCT02818920

项目简介:这项 2 期临床试验有多个机构参与,正在研究ⅠB、Ⅱ或ⅢA 期非小细胞肺癌在手术前给帕博利珠单抗 2 次(新辅助治疗)和手术后给帕博利珠单抗 4 次(辅助治疗)的有效性和安全性。

项目主要终点:以新辅助帕博利珠单抗后接受手术的受试者人数衡量的手术可行性率。

项目次要终点:客观缓解率(ORR);无病生存期(DFS);病理缓解率、不良事件等。

研究结果:在入组的 35 名患者中,30 名接受了帕博利珠单抗新辅助治疗,25 名接受了肺切除术。只有 1 名患者因帕博利珠单抗导致手术延迟(由于甲状腺炎)。所有患者均行解剖切除及纵隔淋巴结清扫术;大多数(18/25,72%)患者接受了肺叶切除术。在 25 名肺切除患者中,23 名初始采用了微创方法(92%),其中 5 人转为开胸手术(21.7%),22 名患者(88%)实现了 R0 切除,25 名患者中有 7 名(28%)观察到主要病理缓解。最常见的术后不良事件是心房颤动,24%(6/25)的患者受影响。中位胸管持续时间和住院时间分别为 3 天和 4 天。有一名患者在 30 天内需要再次入院。

三、Durvalumab

1. 项目名称: Study of durvalumab+tremelimumab,durvalumab,and placebo in limited stage small-cell lung cancer in patients who have not progressed following concurrent chemoradiation therapy(ADRIATIC).

项目注册号:NCT03703297

项目简介:这是一项Ⅲ期、随机、双盲、安慰剂对照、多中心、国际研究,研究度伐利尤单抗或度伐利尤单抗和曲美木单抗作为同步放化疗后未进展的局限期小细胞肺癌患者的巩固治疗。

项目主要终点:无进展生存期(PFS);总生存期(OS)。

项目次要终点:客观缓解率(ORR);18 个月、24 个月无进展生存期(PFS);到死亡或远处转移的时间;度伐利尤单抗和曲美木单抗在血液中的峰值浓度等方面。

研究结果:无

2. 项目名称:Durvalumab plus chemotherapy in ES-SCLC(oriental).

项目注册号:NCT04449861

项目简介:这是一项开放标签、单臂、多中心、Ⅲ期研究,以确定度伐利尤单抗＋依托泊苷和顺铂或卡铂作为广泛期小细胞肺癌患者一线治疗的安全性。

项目主要终点:3级及以上 AE 的发生率。

项目次要终点:无进展生存期(PFS);首剂研究治疗后 12 个月存活且无进展的患者比例(APF12);客观缓解率(ORR);缓解持续时间(DOR);总生存期(OS);不良事件等。

研究结果:无

3. 项目名称:A study of durvalumab as consolidation therapy in non-small cell lung cancer patients(PACIFIC-5).

项目注册号:NCT03706690

项目简介:这是一项Ⅲ期、随机、双盲、安慰剂对照、多中心研究,评估度伐利尤单抗与安慰剂相比的疗效和安全性,作为局部晚期、不可切除的非小细胞肺癌患者的巩固治疗(Ⅲ期),他们在明确的、基于铂的放化疗后没有进展。

项目主要终点:无进展生存期(PFS)。

项目次要终点:总生存期(OS);客观缓解率(ORR);生命体征等。

研究结果:无

4. 项目名称:Study of durvalumab given with chemoradiation therapy in patients with unresectable non-small cell lung cancer.

项目注册号:NCT03519971

项目简介:这是一项Ⅲ期、随机、双盲、安慰剂对照、多中心、国际研究,评估度伐利尤单抗与铂类 CRT(度伐利尤单抗＋护理标准［SoC］CRT)对于局部晚期、不可切除的非小细胞肺癌(Ⅲ期)患者的疗效和安全性。

主要终点:无进展生存期(PFS)。

次要终点:总生存期(OS);客观缓解率(ORR);完全缓解率;缓解持续时间(DOR);疾病控制率(DCR);至死亡或远处转移的时间(TTDM)等方面。

研究结果:无

5. 项目名称: Study of durvalumab＋tremelimumab with chemotherapy or durvalumab with chemotherapy or chemotherapy alone for patients with lung cancer(POSEIDON). (POSEIDON).

项目注册号:NCT03164616

项目简介:这是一项随机、开放标签、多中心、全球Ⅲ期研究,旨在确定度伐利尤单抗(D)＋曲美木单抗联合治疗(C)＋护理标准(SoC)化疗(CT)或度伐利尤单抗单药治疗＋SoC化疗与SoC化疗作为一线治疗没有化表皮生长因子受体(EGFR)突变和间变性淋巴瘤激酶(ALK)融合的转移性非小细胞肺癌(NSCLC)患者的有效性和安全性。

项目主要终点:无进展生存期(PFS);总生存期(OS)。

项目次要终点:客观缓解率(ORR);缓解持续时间(DOR);随机分组后12个月时存活且无进展的患者比例(APF12);度伐利尤单抗和曲美木单抗的药代动力学(PK)等。

研究结果:与单独的CT相比,T＋D＋CT和D＋CT的患者报告结局有显著改善。在mNSCLC患者中,在CT中添加D(＋/－ T)提高了疗效,同时延缓了健康相关生活质量的恶化。与CT组患者相比,T＋D＋CT组和D＋CT组患者的疾病恶化时间更长,整体健康状况/QoL、功能和症状改善率更高。

学术大会交流情况:2022年ELCC。

6. 项目名称: Study of durvalumab alone or chemotherapy for patients with advanced non small-cell lung cancer(PEARL).

项目注册号:NCT03003962

项目简介:这是一项随机、开放标签、多中心Ⅲ期研究,旨在确定度伐利尤单抗与基于铂的SoC化疗在一线治疗表皮生长因子受体(EGFR)和间变性淋巴瘤激酶(ALK)野生型和PD-L1高表达患者的疗效及安全性。

项目主要终点:在所有随机患者中,度伐利尤单抗治疗与SoC在总生存期(OS)方面的比较;在早期死亡(EM)风险低的患者中,度伐利尤单抗治疗与SoC相比的疗效。

项目次要终点:客观缓解率(ORR);缓解持续时间(DOR);随机分组后12个月时存活且无进展的患者比例(APF12)等。

研究结果:无

7. 项目名称: Double blind placebo controlled controlled study of adjuvant

MEDI4736 in completely resected NSCLC.

项目注册号:NCT02273375

项目简介:本研究的目的是确定接受一种新药 MEDI4736 更好,还是在肺癌手术(可能还有化疗)后不接受进一步治疗更好。

项目主要终点:比较 PD-L1 表达 TC≥25% 的 NSCLC 患者和没有常见激活 EGFR 突变或 ALK 基因重排的患者的无病生存期(DFS)。

项目次要终点:由 PD-L1 表达水平和 EGFR/ALK 状态定义的其余患者的无病生存期;患者的总生存期(OS)、肺癌特异性生存率;评估 PD-L1 表达的预测/预后意义等。

研究结果:无

8. 项目名称: Durvalumab vs placebo with stereotactic body radiation therapy in early stage unresected non-small cell lung cancer patients(PACIFIC-4).

项目注册号:NCT03833154

项目简介:本研究的主要目的是评估度伐利尤单抗与 SoC 立体定向放疗(SBRT)的方案相比于安慰剂与 SoC SBRT 的方案在无进展生存期(PFS)方面的差异。

项目主要终点:在 Ⅰ/Ⅱ 期 NSCLC 患者亚群中评估的无进展生存期(PFS)。

项目次要终点:在所有 Ⅰ/Ⅱ 期 NSCLC 患者中评估的无进展生存期(PFS);总生存期(OS);肺癌特异性死亡率;患者的健康相关生活质量等。

研究结果:无

9. 项目名称: Durvalumab alone or in combination with novel agents in subjects with NSCLC(COAST).

项目注册号:NCT03822351

项目简介:本研究的目的是比较度伐利尤单抗单药与度伐利尤单抗联合新药的临床活性。总体研究目标是及早发现比单用度伐利尤单抗疗效过程的新的度伐利尤单抗组合。

项目主要终点:客观缓解率(ORR)。

项目次要终点:不良事件的发生率;缓解持续时间(DOR);疾病控制率(DCR);无进展生存期(PFS)和无进展生存期 12 个月标志性发生率(PFS-12)等。

10. 项目名称：Neoadjuvant durvalumab alone or in combination with novel agents in resectable non-small cell lung cancer.

项目注册号：NCT03794544

项目简介：本研究的目的是评估新辅助度伐利尤单抗单独或与新药联合用于可切除的早期（Ⅰ期［＞2cm］至 ⅢA 期）非小细胞肺癌（NSCLC）参与者的有效性和安全性。

项目主要终点：主要病理缓解率（MPR）。

项目次要终点：病理完全缓解（pCR）；手术的可行性；出现紧急不良事件（TEAE）和紧急严重不良事件（TESAE）的参与者人数；具有 3 级或 4 级临床实验室毒性的参与者人数；报告为 TEAE 的生命体征异常的参与者人数。

研究结果：与度伐利尤单抗单药（11.1％）相比，接受 1 个周期度伐利尤单抗联合奥来鲁单抗、莫那利珠单抗和 Danvatirsen 新辅助治疗患者的 MPR 率在数值上有所提高（19％～31.3％）。

在度伐利尤单抗联合奥来鲁单抗或联合莫那利珠单抗治疗组中，MPR 与基线肿瘤 PD-L1 表达状态相关；度伐利尤单抗单药和联合治疗组的安全性特征相似；在接受度伐利尤单抗联合奥来鲁单抗或联合莫那利珠单抗作为新辅助治疗的过程中，达到 MPR 的患者存在与免疫功能相关的外周转录特征，提示联合、同时对不同免疫途径进行抑制的方案可能优于免疫检查点抑制剂单药治疗；新辅助治疗平台试验设计和替代终点的使用，促进了数据的快速生成，为评估早期可切除 NSCLC 患者接受新型、免疫联合方案的进一步研究提供了信息。

学术大会交流情况：2022 年 AACR。

11. 项目名称：Neoadjuvant and adjuvant treatment in resectable non-small cell lung cancer（NeoCOAST-2）.

项目注册号：NCT05061550

项目简介：这是一项Ⅱ期随机对照研究，旨在评估度伐利尤单抗联合化疗以及奥来鲁单抗或莫那利珠单抗作为新辅助治疗，随后进行手术，在手术后给予度伐利尤单抗联合奥来鲁单抗或莫那利珠单抗作为辅助治疗方案用于可切除ⅡA～ⅢA 期 NSCLC 患者的有效性和安全性。

项目主要终点：病理完全缓解（pCR）；安全性和耐受性。

项目次要终点：无事件生存期（EFS）；无病生存期（DFS）；总生存期（OS）；客观缓解率（ORR）（基于 RECIST v1.1 标准评估）；主要病理缓解率（MPR）；手术可行性；药代动力学；免疫原性；基线肿瘤 PD-L1 表达；ctDNA 变化。

研究结果:暂无

学术大会交流情况:2022 年 AACR。

12. 项目名称:在一线(1L)奥希替尼治疗后疾病进展的晚期 EGFR 突变阳性(EGFRm)NSCLC 患者中使用度伐利尤单抗＋化疗:一项 ORCHARD 研究中期分析。

项目注册号:NCT03944772

项目简介:ORCHARD 为全球性、Ⅱ期、开放标签、多中心、多药物、生物标志物导向的平台研究,旨在评估奥希替尼一线治疗后疾病进展 EGFRm 突变非小细胞肺癌患者的新型联合治疗方案的疗效。

项目主要终点:按 RECISTv1.1 确认的客观缓解率(ORR)。

项目次要终点:无进展生存期(PFS)和反应持续时间(DOR)。

项目探索性终点:组织肿瘤突变负荷(TMB)和异常基因情况与临床治疗反应的相关性。

研究结果/结论:招募了 25 名患者[中位年龄 61 岁;女性,$n=19(76\%)$;CNS 转移,$n=6(24\%)$],所有患者接受了研究药物的相对剂量强度($\geqslant75\%$);22 人(88%)停止了 DCO 的所有治疗。ORR 为 $12\%(n=3/25$;置信区间,CI:4,25;确认部分缓解)。17/25 例患者报告疾病稳定[68%;包括 6 例未证实的部分缓解(24%)],4/25 例患者(16%)报告疾病进展。中位 PFS 为 4.8 个月(95% CI:2.6～7.6)。两名患者(8%)发生了与治疗相关的严重不良事件;没有间质性肺病事件。

在这个人群中,度伐利尤单抗＋化疗治疗耐受性良好,没有新的安全信号。

发表的论文:暂无

学术大会交流情况:2022 年 ELCC。

四、Atezolizumab

1. 项目名称: Study of atezolizumab plus carboplatin and etoposide with or without tiragolumab in participants with untreated extensive-stage small cell lung cancer(SKYSCRAPER-02C)。

项目注册号:NCT04665856

项目简介:这项在中国开展的多中心研究的目的是在未经治疗的广泛期小细胞肺癌参与者中评估替瑞利尤单抗＋阿替利珠单抗加卡铂加依托泊苷(CE)与安慰剂＋阿替利珠单抗加 CE 相比的安全性和有效性。

项目主要终点：无进展生存期（PFS）；总生存期（OS）。

项目次要终点：客观缓解率（ORR）；缓解持续时间（DOR）；12个月和24个月的总体存活率等。

研究结果：无

2. 项目名称：A study of atezolizumab and tiragolumab compared with durvalumab in participants with locally advanced, unresectable stage Ⅲ non-small cell lung cancer（NSCLC）（SKYSCRAPER-03）.

项目注册号：NCT04513925

项目简介：本研究的目的是评估阿替利珠单抗联合替瑞利尤单抗与单用度伐利尤单抗在局部晚期、不可切除的Ⅲ期非小细胞肺癌参与者中的疗效和安全性。这些患者至少已接受2周期同步铂类放化疗，且无影像学进展。

项目主要终点：无进展生存期（PFS）。

项目次要终点：总生存期（OS）；客观缓解率（ORR）；缓解持续时间（DOR）；发生不良事件的参与者百分比等。

研究结果：无

3. 项目名称：A study of tiragolumab in combination with atezolizumab compared with placebo in combination with atezolizumab in patients with previously untreated locally advanced unresectable or metastatic PD-L1-selected non-small cell lung cancer（SKYSCRAPER-01）.

项目注册号：NCT04294810

项目简介：该研究的目的是评估替瑞利尤单抗加阿替利珠单抗与安慰剂加阿替利珠单抗相比，在先前未经治疗的局部晚期、不可切除或转移性PD-L1-选择的非小细胞肺癌参与者中的疗效和安全性（没有EGFR突变或ALK突变）。符合条件的参与者按1∶1的比例随机接受替瑞利尤单抗加阿替利珠单抗或安慰剂加阿替利珠单抗治疗。

项目主要终点：无进展生存期（PFS）；总生存期（OS）。

项目次要终点：客观缓解率（ORR）；缓解持续时间（DOR）；发生不良事件（AE）的参与者百分比；替瑞利尤单抗的血清浓度最值等。

研究结果：无

4. 项目名称：A study of bevacizumab，carboplatin，and paclitaxel or pemetrexed with or without atezolizumab in chemotherapy-naïve patients with stage IV non-squamous non-small cell lung cancer(IMpower151).

项目注册号: NCT04194203

项目简介: 本研究主要对比在未接受化疗、IV 期的非鳞状非小细胞肺癌患者中,阿替利珠单抗与贝伐单抗联合用药,同时加用根据研究者选择的化疗药物,与安慰剂与贝伐单抗加化疗药物,评估其疗效与安全性。

项目主要终点: 无进展生存期(PFS)。

项目次要终点: 总生存期(OS);客观缓解率(ORR);缓解持续时间(DOR);出现不良事件的参与者百分比等。

研究结果: 无

5. 项目名称: Atezolizumab in combination with carboplatin plus pemetrexed in chemotherapy-naïve patients with asymptomatic brain metastasis(ATEZO-BRAIN).

项目注册号: NCT03526900

项目简介: 这是一项阿替利珠单抗联合卡铂和培美曲塞治疗初治的 IV 期无症状脑转移的非鳞状非小细胞肺癌患者的研究。

项目主要终点: 根据 RANO-BM 和 RECISTv1.1 标准,和研究者评估的 12 周无进展生存期(PFS)。

项目次要终点: 客观缓解率(ORR);总生存期(OS)。

研究结果: 在非鳞状 NSCLC 和未经治疗的脑转移患者中,化疗＋阿替利珠单抗具有良好的安全性。全身和颅内 ORR 相似,大多数脑部和全身缓解一致。尽管入组的患者是预后不良的人群,但在最终分析中,27.5% 的患者在 2 年时存活。在 NSCLC 和未经治疗的脑转移(无临床损害)患者中,启动化疗联合免疫治疗可能是一种有效的治疗策略,可以延迟全脑放疗。

学术大会交流情况: 2022ASCO

6. 项目名称: A phase 2 study of atezolizumab(atezo)plus bevacizumab(bev)plus carboplatin(carbo)plus paclitaxel(pac;ABCP)for previously treated patients with NSCLC harboring EGFR mutations(EGFRm).

项目注册号: jRCTs031190066

项目简介: EGFR 突变 NSCLC 患者接受 PD-1/PD-L1 抑制剂治疗的临床结局不佳。而 IMpower150 研究最新亚组分析显示,ABCP 方案(阿替利珠单抗＋贝伐珠单抗＋卡铂＋紫杉醇)在 EGFR 突变 NSCLC 患者中有效。研究者公布了 NEJ043 研究更新结果:ABCP 方案在经治 EGFR 突变 NSCLC 患者中的有效性和安全性。

项目主要终点:无进展生存期(PFS)。

项目次要终点:总生存期(OS);客观缓解率(ORR);缓解持续时间(DOR);安全性;紫杉醇的相对剂量强度。

研究结果:ABCP 的中位 PFS 为 7.4 个月,ORR 为 56%,耐受性良好,NEJ043 研究未能达到 PFS 主要终点,但观察到较好的 ORR 和 OS。

学术大会交流情况:2022ASCO

7. 项目名称: Trial to evaluate safety and efficacy of vinorelbine with metronomic administration in combination with atezolizumab as second-line treatment for patients with stageⅣ non-small cell lung cancer(VinMetAtezo).

项目注册号:NCT03801304

项目简介:开放标签Ⅱ期试验,以评估长春瑞滨与节律给药联合阿替利珠单抗作为Ⅳ期非小细胞肺癌患者二线治疗的安全性和有效性。

项目主要终点:发生死亡或疾病进展。

项目次要终点:不良事件的出现(安全性和耐受性);死亡发生;客观反应率;生活质量。

研究结果:无

8. 项目名称: Cabozantinib plus atezolizumab or cabozantinib alone in patients with advanced non-small cell lung cancer previously treated with an immune checkpoint inhibitor:COSMIC-21 study cohorts 7 and 20.

项目注册号:NCT03170960

项目简介:卡博替尼是一种多靶点受体酪氨酸激酶抑制剂(TKI),已在甲状腺癌、肾癌等多种实体瘤中证实有效。COSMIC-021 是一项在晚期实体瘤中评价卡博替尼(C)＋阿替利珠单抗(A)的多中心 1b 期研究。在 COSMIC-021 研究中,卡博替尼＋阿替利珠单抗在既往接受过 ICI 治疗的晚期 NSCLC 患者队列中表现出理想的抗肿瘤活性(队列 7),此次汇报了队列 7 的更新数据,以及探索性队列 20 的卡博替尼单药结果。

项目主要终点:研究者评估的客观缓解率(ORR)。

项目次要终点:安全性;缓解持续时间(DOR);无进展生存期(PFS);总生

存期(OS)。

研究结果:在既往接受过 ICI 治疗的晚期非鳞状 NSCLC 患者中:卡博替尼联合阿替利珠单抗表现出令人鼓舞的临床活性;卡博替尼单药治疗表现出中度临床活性。无论 PD-L1 表达如何,应用卡博替尼联合阿替利珠单抗均观察到肿瘤缓解。卡博替尼联合阿替利珠单抗和卡博替尼单药治疗的毒性,与之前报告的一致。

学术大会交流情况:2022 年 ASCO

五、Tislelizumab

1. 项目名称:Comparing the efficacy and safety of a new additional treatment with tislelizumab in non-small cell lung cancer(NSCLC).

项目注册号:NCT04379635

项目简介:本研究的主要目的是评估和比较接受替雷利珠单抗加铂类双药化疗作为新的附加治疗的参与者,与接受替雷利珠单抗作为辅助治疗的参与者的主要病理反应率和无事件生存期。对比安慰剂加铂类双药化疗作为新辅助治疗,随后安慰剂作为辅助治疗。

项目主要终点:主要病理缓解率(MPR);无事件生存期(EFS)。

项目次要终点:总生存期(OS);病理完全缓解(pCR);客观缓解率(ORR);无进展生存期(PFS);经历治疗中出现的不良事件(TEAE)的参与者人数等。

研究结果:无

2. 项目名称:Study of platinum plus etoposide with or without BGB-A317 in participants with untreated extensive-stage small cell lung cancer.

项目注册号:NCT04005716

项目简介:这是一项随机、双盲、安慰剂对照、多中心的 3 期研究,比较替雷利珠单抗＋顺铂或卡铂＋依托泊苷(A 组)和安慰剂＋顺铂或卡铂＋依托泊苷(B 组)作为一线药物的治疗约 455 名既往未接受过广泛期小细胞肺癌(ES-SCLC)患者的疗效。

项目主要终点:总生存期(OS)。

项目次要终点:客观缓解率(ORR);缓解持续时间(DOR);疾病控制率(DCR);无进展生存期(PFS);根据美国国家癌症研究所不良事件通用术语标准分级的治疗中出现的不良事件(TEAE)的发生率和严重程度;基线后有临床意义变化的患者百分比;恶化时间(TTD)。

研究结果：无

3. 项目名称：Comparison of efficacy and safety of Anti-PD-1 antibody BGB-A317 versus docetaxel as treatment in the second-or third-line setting in participants with NSCLC.

项目注册号：NCT03358875

项目简介：这是一项多中心、随机、开放性的Ⅲ期研究,评价了替雷利珠单抗与多西他赛相比在含铂化疗期间/之后进展的鳞状或非鳞状局部晚期或转移性 NSCLC 患者中的有效性和安全性。

项目主要终点：在 ITT 人群和 PD-L1 TC≥25％人群两个分析集中评估的 OS。

项目次要终点：研究者(INV)评估的客观缓解率(ORR)、缓解持续时间(DOR)、无进展生存期(PFS)以及安全性和耐受性。

研究结果：与多西他赛相比,替雷利珠单抗延长了总生存期(OS);改善了患者的 PFS 和 ORR,并延长了 DOR;替雷利珠单抗通常耐受且安全性可管理;与其他 PD-1/L1 抑制剂类似,≥3 级 TEAE 的发生率比多西他赛低。

学术大会交流情况：2022 年 AACR。

六、Camrelizumab

1. 项目名称：SHR-1210 combined with apatinib in treatment of ED-SCLC after failure of first line standard therapy(PASSION).

项目注册号：NCT03417895

项目简介：这是一项多中心、开放标签的Ⅱ期研究,静脉注射卡瑞利珠单抗200mg Q2W 联合阿帕替尼单剂量(375mg)。在患有广泛期疾病小细胞肺癌的受试者中比较 3 种不同的剂量方案。研究由两部分组成。该研究的第 1 部分将确定卡瑞利珠单抗与阿帕替尼联合治疗每组前 6 名受试者的安全性和耐受性。该研究的第 2 部分将确定卡瑞利珠单抗与阿帕替尼联合治疗每组 45 名受试者的安全性和有效性。

项目主要终点：以 CTCAE 4.03 标准评估的 AE 的发生率;RECIST v1.1 评价的客观缓解率(overall response rate,ORR)。

项目次要终点：不良事件(AE);总生存期(OS);无进展生存期(PFS);响应时间(TTR);缓解持续时间(DOR)。

研究结果：数据截止时,47 例患者中有 16 例达到客观缓解,ORR 为 34％,

所有患者为部分缓解(PR),疾病控制率(DCR)为 68.1%。总人群中的 ORR 和 DCR 与阿帕替尼每天一次组类似,ORR 和 DCR 分别为 33.9% 和 69.5%。在大部分患者中能观察到肿瘤病灶缩小。应答时间短,中位 TTR 为 1.4 个月, QD 队列的中位 DOR 为 6.2 个月。QD 队列的中位 PFS 为 3.6 个月,总人群中位 PFS 为 2.8 个月。QD 队列的中位 OS 为 8.4 个月,6 个月和 12 个月 OS 率分别为 63.3% 和 36.3%。

2. 项目名称: A study to evaluate SHR-1210 in combination with apatinib as first-line therapy in patients with advanced HCC.

项目注册号: NCT03764293

项目简介: 这是一项随机、开放标签、国际、多中心的 Ⅲ 期试验,旨在评估卡瑞利珠单抗联合甲磺酸阿帕替尼与索拉非尼作为晚期 HCC 患者一线治疗的有效性和安全性。

项目主要终点: 比较 SHR-1210 加阿帕替尼与索拉非尼的总生存期(OS)和无进展生存期(PFS)。

项目次要终点: 比较 SHR-1210 加阿帕替尼与索拉非尼的进展时间(TTP);客观缓解率(ORR);疾病控制率(DCR);缓解持续时间(DOR);不良事件(AE)和严重不良事件(SAE)的发生率和严重程度等。

研究结果: 无

3. 项目名称: A study to evaluate SHR-1210 in combination with famitinib plus chemotherapy in subjects with NSCLC.

项目注册号: NCT04619433

项目简介: 评估卡瑞利珠单抗与法米替尼联合化疗在 NSCLC 受试者中的疗效和安全性。

项目主要终点: 卡瑞利珠单抗的血清浓度;无进展生存期(PFS)。

项目次要终点: 客观缓解率(ORR);缓解持续时间(DOR);无进展生存期(PFS);总生存期(OS)等。

研究结果: 无

七、Toripalimab

1. 项目名称: 特瑞普利单抗或者安慰剂联合化疗一线治疗晚期 NSCLC 的三期研究。

项目注册号:NCT03856411

项目简介:这是一项随机、双盲、安慰剂对照、多中心的Ⅲ期临床研究,旨在评估特瑞普利单抗或安慰剂联合标准一线化疗在初治晚期非小细胞肺癌治疗中的有效性和安全性;并评估具有最佳预测生物标志物的人群,即阳性诊断人群。

项目主要终点:无进展生存期(PFS)。

项目次要终点:总生存期(OS);客观缓解率(ORR);缓解持续时间(DOR);疾病控制率(DCR);响应时间(TTR);安全性。

研究结果:OS尚未成熟;PFS 8.3个月 vs 4.2个月;ORR为63.4%和41.7%。

2. 项目名称:特瑞普利单抗联合含铂双药化疗用于可手术ⅢA期非小细胞肺癌受试者的随机、双盲、安慰剂对照、多中心Ⅲ期临床研究。

项目注册号:NCT04158440

项目简介:这是一项随机、双盲、安慰剂对照、多中心Ⅲ期试验,旨在评估特瑞普利单抗注射液(JS001)联合铂类双药化疗与安慰剂联合铂类双药化疗在可切除ⅢA期非小细胞肺癌手术中的有效性和安全性。

3. 项目名称:一线含铂类化疗后特瑞普利单抗联合安罗替尼维持治疗广泛期小细胞肺癌的单臂、多中心Ⅱ期研究。

项目注册号:NCT04363255

项目简介:本研究旨在评估依托泊苷联合顺铂或卡铂(EC/EP)化疗方案继以特瑞普利单抗联合安罗替尼维持广泛期小细胞肺癌的有效性和安全性。

项目主要终点:无进展生存期(PFS);总生存期(OS)。

项目次要终点:客观缓解率(ORR);疾病控制率(DCR);响应时间(TTR)。

研究结果:所有患者均完成了4～6周期的化疗,中位随访时间为4.6个月,未达到中位无进展生存期。其中1例患者在维持治疗7个月后病情进展,剩余90.9%(10/11)患者仍在接受治疗。最常见的不良反应事件(AE)是1～2级皮疹(17.2%)、食欲下降(13.8%)、白细胞减少(6.9%)和肌痛(6.9%)。2例患者有带状疱疹,ICI治疗可能导致带状疱疹激活。4例患者的AE为3级(1例肺炎、2例甲状腺功能减退、1例皮疹、1例肌痛)。没有4/5级AE发生。

4. 项目名称:术前新辅助特瑞普利单抗＋含铂双药化疗治疗Ⅲ期非小细胞

肺癌的临床试验。

项目注册号:NCT04304248

项目简介:这是一项开放标签、单臂、多中心Ⅱ期临床试验。该试验招募30名患者,以研究病理完全缓解率,定义为通过化学免疫疗法治疗的肺和淋巴结中没有残留肿瘤。

项目主要终点:主要病理缓解率(MPR)。

项目次要终点:病理完全缓解(pCR);R0切除率;安全性。

研究结果:30例(90.9%)患者接受了手术治疗(末次新辅助治疗首日与手术中位间隔36.5天,IQR 30.0~42.5),除1例外,其余均完成R0切除(29/30,96.7%)。术后病理学评估发现,ITT人群中MPR率为60.6%(20/33),pCR率为45.5%(15/33);在30例完成手术的患者(符合方案人群)中,20例(66.7%)获得MPR,15例(50.0%)获得pCR。

学术大会交流情况:2021年ASCO年会。

5. 项目名称:特瑞普利单抗联合培美曲塞/铂类用于EGFR敏感突变、EGFR-TKI治疗失败的晚期非小细胞肺癌受试者的随机、双盲、安慰剂对照、多中心Ⅲ期临床研究。

项目注册号:NCT03924050

项目简介:这是一项随机、双盲、安慰剂对照、多中心Ⅲ期研究,旨在评估特瑞普利单抗注射液(JS001)或安慰剂联合化疗对EGFR突变的TKI耐药的晚期非小细胞肺癌(NSCLC)参与者的有效性和安全性;并评估具有最佳预测生物标志物的人群,即阳性诊断人群。

项目主要终点:研究者评估的无进展生存期(PFS)。

项目次要终点:客观缓解率(ORR);缓解持续时间(DOR);疾病控制率(DCR);总生存期(OS)。

研究结果:无

6. 项目名称:特瑞普利单抗联合化疗治疗潜在可切除Ⅱ~ⅢA期NSCLC的临床研究。

项目注册号:ChiCTR1900024014

项目简介:评估新辅助抗PD-1药物特瑞普利单抗联合化疗治疗Ⅱ~Ⅲ期NSCLC的安全性及有效性。

项目主要终点:主要病理缓解率(MPR)(手术标本残存肿瘤细胞≤10%)。

项目次要终点:病理完全缓解(pCR)和安全性;总生存期(OS)和无进展生存期(PFS)。

研究结果:特瑞普利单抗联合化疗新辅助治疗Ⅱ～Ⅲ期 EGFR/ALK 野生型 NSCLC,R0 切除率可达 100%;MPR 率 40.9%,pCR 率 18.2%;完全性可耐受,无严重手术并发症。

学术大会交流情况:2021 ESMO。

7. 项目名称:SBRT 联合特瑞普利单抗及贝伐单抗二线(一线化疗/免疫耐药)治疗晚期非小细胞肺癌的有效性和安全性。

项目注册号:NCT04238169

项目简介:这是一项前瞻性、多中心、开放标签的研究,旨在观察 SBRT 和免疫疗法联合贝伐单抗或不联合贝伐单抗治疗既往化疗失败的Ⅳ期非鳞状非小细胞肺癌的疗效。

项目主要终点:客观缓解率(ORR)。

项目次要终点:无进展生存期(PFS);缓解持续时间(DOR);总生存期(OS);治疗相关毒性;生活质量评估(QoL)。

研究结果:无

学术大会交流情况:2021 ESMO 年会上以壁报形式发表了研究设计(Abstract 3521;poster 1320TiP)

8. 项目名称:特瑞普利单抗联合安罗替尼和化疗一线治疗广泛期小细胞肺癌。

项目注册号:NCT04731909

项目简介:评价特瑞普利单抗联合安罗替尼联合化疗一线治疗广泛期小细胞肺癌的有效性和安全性,维持治疗为特瑞普利单抗联合安罗替尼。

项目主要终点:总生存期(OS)。

项目次要终点:客观缓解率(ORR);疾病控制率(DCR);无进展生存期(PFS);安全性。

研究结果:ORR 100%,DCR 100%;中位随访 13.7 个月时,中位 PFS 为 13.3 个月,6 个月的 PFS 率为 81.3%,12 个月的 PFS 率为 31.3%;中位 OS 未达到。

学术大会交流情况:2021ASCO 年会以摘要形式公布初步结果(Abstract e20570);2021SITC 年会以壁报形式更新 PFS 数据(Abstract 461)。

9. 项目名称: Toripalimab combined with double platinum based chemotherapy for potentially resectable non-driver gene mutation non-small cell lung cancer.

项目注册号: NCT04144608

项目简介: 本研究的目的是研究特瑞普利单抗联合双铂类化疗治疗潜在可切除的非驱动基因突变非小细胞肺癌的安全性和有效性。

主要终点: R0 切除率

次要终点: 病理完全缓解(pCR);主要病理缓解率(MPR);客观缓解率(ORR);无事件生存期(EFS);无病生存期(DFS);总生存率(OS)(2、3年)、安全性、生物标志物探索

研究结果: 18 例患者初步分析,手术率 83.3%(15/18),R0 切除率 100%,MPR 53.3%,pCR 40%,无≥3 级 TRAEs 报道,无手术并发症。

学术大会交流情况: 2021WCLC。

10. 项目名称: Neoadjuvant toripalimab plus platinum-based doublet for stage Ⅲ non-small cell lung cancer(NeoTAP01).

项目注册号: NCT04304248

项目简介: 这是一项开放标签、单臂、多中心 Ⅱ 期临床试验。符合条件的患者接受特瑞普利单抗 240mg + 白蛋白结合型紫杉醇 260mg/m^2 + 卡铂 AUC5 为新辅助治疗,每 21 天(±3 天)作为 1 个周期,总共用约 3 个周期,然后在最后一剂化学免疫治疗后 3~4 周接受手术。

项目主要终点: 主要病理反应。

项目次要终点: 病理完全缓解;可切除率;无病生存。

研究结果: 30 名(90.9%)患者接受了切除术,除 1 名患者外,所有患者均实现了 R0 切除。意向治疗人群中的 20 名患者(60.6%)达到了 MPR,其中 15 名患者(45.5%)达到了病理完全缓解(pCR)。符合方案人群的 MPR 和 pCR 率分别为 66.7% 和 50.0%。手术并发症包括心律失常 3 例,漏气时间延长 1 例,乳糜胸 1 例。最常见的 3 级治疗相关不良事件(TRAE)是贫血。严重的 TRAE 包括 1 例(3.0%)导致手术取消的 3 级周围神经病变。特瑞普利单抗加铂类双药化疗在 Ⅲ 期 NSCLC 中具有高 MPR 率、不良事件可控和切除手术可行的作用。

八、其 他

1. 项目名称: Phase Ⅲ lucanix™ vaccine therapy in advanced non-small cell lung cancer(NSCLC)following front-line chemotherapy(STOP).

项目注册号:NCT00676507

项目简介:这项随机Ⅲ期试验正在研究疫苗疗法,以了解与安慰剂相比,疫苗疗法在治疗Ⅲ期或Ⅳ期非小细胞肺癌受试者方面的效果。

项目主要终点:总生存期(OS)。

项目次要终点:无进展生存期(PFS);反应持续时间;最佳整体肿瘤反应;不良事件发生率等。

研究结果:治疗性疫苗(Belagenpumatucel-L)耐受性良好,没有严重的安全问题。两组之间的生存期没有差异[疫苗与安慰剂的中位生存期分别为20.3个月和17.8个月;风险比(HR)0.94,$P=0.594$]。无进展生存期也没有差异(疫苗与安慰剂分别为4.3个月和4.0个月;HR 0.99,$P=0.947$)。预先设定的Cox回归分析表明,随机化与诱导化疗结束之间的时间间隔对生存率有显著影响($P=0.002$),并且先前的放疗是一个积极的预后因素。

2. 项目名称:SBRT in combination with sintilimab and GM-CSF for the treatment of advanced NSCLC.

项目注册号:NCT04106180

项目简介:本研究是一项开放标签、多中心Ⅱ期单臂试验,旨在评估立体定向放疗联合信迪利单抗和GM-CSF治疗晚期NSCLC患者的有效性和安全性。

项目主要终点:总体客观缓解率。

项目次要终点:有不良事件的参与者百分比;非辐照病变的客观缓解率(ORR);总生存期(OS);无进展生存期(PFS)。

研究结果:患者的中位年龄为61岁,基线时均存在5个以上的病灶。SBRT的部位包括肺($n=11$)、纵隔淋巴结($n=5$)、肝脏($n=1$)、腹部淋巴结($n=1$)、胸膜结节($n=1$)和椎骨($n=1$)。没有患者出现剂量限制性毒性(DLT),18名患者出现治疗相关不良事件(TRAE)。最常见的TRAE为疲劳(50%)、发热(30%)和骨痛(20%),均为1级。仅观察到2例3级TRAE,包括1例肝酶升高和短暂的急性心脏,另1例失败。未观察到4级或5级AE。

3. 项目名称: Tolerability and efficacy of tremelimumab in combination with gefitinib in NSCLC patients(GEFTREM).

项目注册号:NCT02040064

项目简介:这是一项Ⅰ期试验,研究口服吉非替尼和曲美木单抗的安全性、耐受性及初步疗效。

项目主要终点:吉非替尼(固定剂量)和曲美木单抗(剂量递增)之间关联的安全性和耐受性。

项目次要终点:吉非替尼+曲美木单抗的抗肿瘤活性、免疫原性;吉非替尼、曲美木单抗的药代动力学。

研究结果:4 名患者出现剂量限制性毒性:1 例 3mg/kg(1 例 3 级腹泻)、1 例 6mg/kg(1 例 3 级腹泻)和 2 例 10mg/kg(1 例 3 级腹泻和 1 例 3 级 AST/ALT 增加)曲美木单抗。22 名患者(81%)发生 3 级 TRAE,最常见的是腹泻(30%)和 ALT/AST 升高(15%)。在 72%的患者中,疾病稳定是最好的总体反应,中位 PFS 为 2.2 个月(95%CI=1.8~4.2)。最终所有患者停止治疗,最常见的原因是疾病进展。

4. 项目名称:Clinical study of camrelizumab combined with APatinib and albumin paclitacxel in patients with advanced lung adenocarcinoma.

项目注册号:NCT04459078

项目简介:本研究是一项单臂、开放标签、国家多中心研究,旨在探讨卡瑞利珠单抗、阿帕替尼和白蛋白紫杉醇联合治疗晚期未治疗的 EGFR 野生型和 ALK 阴性肺腺癌的有效性和安全性。该研究没有考虑 PD-L1 表达,但肿瘤样本需要通过 PD-L1 检测和其他探索性分析。

项目主要终点:无进展生存期(PFS)。

项目次要终点:客观缓解率(ORR);总生存期(OS);疾病控制率(DCR);缓解持续时间(DOR)和生活质量评估(QOL);不良事件(AE)的总发生率;3 级或以上不良事件的发生率;严重不良事件(SAE)的发生率;导致试验药物终止的不良事件发生率;导致试验药物暂停的不良事件发生率。

研究结果:中位 PFS 为 10.97 个月[95%CI,7.1~未达到(NR)]。ORR 和 DCR 分别为 71.1%和 97.4%。其中,25 例(46.3%)患者发生 3 级事件,3 例(5.6%)患者发生 4 级事件。最常见的 3 级治疗相关不良事件为中性粒细胞计数减少(14.8%)、肝功能损害(16.7%)、皮疹(5.6%)和白细胞计数减少(5.6%)。

学术大会交流情况:2022ASCO。

第六章

中医药及其他肿瘤免疫治疗方法概述

正如前文所述,以 CTLA-4 和 PD-1/PD-L1 单克隆抗体抑制剂为代表的 T 细胞免疫检查点(immune check point,ICP)的发现及开发,在过去数十年内彻底改变了肿瘤的免疫治疗。然而,这些抑制剂也仅对 10%～30% 的患者长期有效。此外,免疫相关不良事件(IrAE)的发生和免疫耐药等也是当前免疫治疗领域亟须突破的难题。除临床火热的 PD-1/PD-L1 抑制剂和 CAR-T 细胞疗法之外,还有很多其他的治疗方式,比如中医药、溶瘤病毒、癌症疫苗、新抗原、非特异性免疫治疗(胸腺肽与细胞因子疗法)等,他们都是免疫治疗大军中的一员。本章就对这些免疫疗法做简要概述。

一、中医药在肿瘤免疫治疗中的机制与应用

中医药作为祖国医学的重要组成部分,长期以来在祖国医药卫生事业中发挥着重要作用。中医药学包含着中华民族几千年的健康养生理念及其实践经验,是中华文明的一块瑰宝,凝聚着中华民族的博大智慧。新中国成立以来,我国中医药事业取得显著成就,为增进人民健康做出了重要贡献,其强调要遵循中医药发展规律,推动中医药走向世界,充分发挥中医药防病治病的独特优势和作用,为建设健康中国、实现中华民族伟大复兴的中国梦贡献力量。在肿瘤免疫治疗中,中医药也发挥着重要作用。

肿瘤的发生和发展是多因素、多阶段、多环节的长期过程,包括细胞以及外界环境的干预。肿瘤的发生、生长以及转移、逃避免疫离不开肿瘤微环境,适宜的免疫微环境是促进肿瘤发生和发展的必要元素。多靶点、多分子机制是中医药调节肿瘤免疫的特点,其作用机制离不开对肿瘤免疫微环境的调节。中医药具有杀伤肿瘤细胞与抑制肿瘤进展的作用,其中很重要的一个方面是改善肿瘤免疫微环境来促进免疫系统杀伤肿瘤细胞。已有基础实验证实,中医药可以调

节 T 淋巴细胞免疫功能、肿瘤相关巨噬细胞（tumor-associated macrophages，TAM）免疫功能、自然杀伤细胞（NK 细胞）免疫功能、骨髓来源的抑制性细胞（myeloid-derived suppressor cells，MDSC）免疫等，从而增强机体免疫功能，活化 T 细胞、巨噬细胞、NK 细胞等免疫细胞，促进免疫调节因子的生成，调节机体免疫微环境的平衡，提高机体抗肿瘤免疫力，从而达到杀伤肿瘤细胞的目的。

从功能上讲，免疫机制属于人体抵御外邪、维持阴阳平衡的正气范畴。肺癌是由于正气虚损，六淫之邪乘虚入肺，使肺气血失调，痰凝气滞，瘀阻络脉，日久形成肺部积块。因此，肺癌是因虚得病，治当以扶正为主。另外有专家指出，正虚、瘀血、痰湿日久变生癌毒，导致晚期肺癌患者免疫功能低下。中医扶正祛邪可以提高机体免疫力，提高生活质量。此外，中医理论认为肺主一身之气，"诸气者，皆属于肺"。而所谓元气、卫气，就类似现代医学所讲的固有免疫和适应性免疫，认为人因癌气劫持元气生生不息的特性而失去承制，逃避卫气防御，聚集痰湿瘀血等病理产物而最终形成肿瘤。

在肺癌小鼠模型实验中，多种中药复方、中药单药已被证实在细胞免疫和体液免疫中发挥重要作用。同时，也有一些临床试验证实党参、当归、灵芝提取物加香茅醇复合制剂可使 NK 细胞明显增多，槐耳颗粒可延缓肝癌患者术后复发等。在协助肺癌治疗领域，尽管一些基础研究初步证实中药可以通过调控固有免疫和适应性免疫发挥扶正祛邪的抗肿瘤作用，从而减毒增效、提高晚期肺癌患者生存率、改善生活质量，但目前仍然缺乏大样本、多中心临床研究来证实相关中医药的真实作用，同时这些研究往往面临缺乏标准化和精准化的问题，亟须在未来的工作中解决。近年来，中医药免疫治疗肺癌领域注册的一些临床研究如下。

1. 中药温胆汤改善肺癌合并高脂血症患者红细胞免疫功能的临床研究（ChiCTR2000037533），上海市中医医院。

2. 基于中医"护场"理论及 TGF-β/Smad 通路探讨肺癌不同冷消融范围对肿瘤免疫微环境影响（ChiCTR2000038580），北京中医药大学东方医院。

3. 中药（黄芪/三七）联合新型溶瘤病毒/融合细胞疫苗增强免疫细胞抗癌技术治疗晚期肝癌和肺癌的前瞻性、随机、对照临床研究（ChiCTR2000031980），广西中医药大学第一附属医院。

4. 黄芩苷联合 PD-1 免疫疗法对非小细胞肺癌患者临床疗效观察（ChiCTR2100051276），首都医科大学附属北京友谊医院。

5. 基于真实诊疗的扶正解毒化痰法防治局限期小细胞肺癌复发转移的临床研究（ChiCTR2100052865），中国中医科学院广安门医院。

6. 中药联合针刺治疗气血亏虚型肺癌相关疲乏临床研究(ChiCTR2000038393)，上海中医药大学附属岳阳中西医结合医院。

8. 益气养阴方延缓早期肺癌发生发展的作用及机理(ChiCTR2000037025)，上海中医药大学附属龙华医院。

9. 扶正祛邪方为主中医药治疗方案联合化疗治疗中晚期非小细胞肺癌的临床研究(ChiCTR2000036940)，上海市中医医院。

10. ⅢB～Ⅳ期非小细胞肺癌患者一线化疗后以益肺散结丸作维持治疗的随机对照双臂多中心研究(ChiCTR2000029166)，广州中医药大学第一附属医院。

11. 气阴辨治法防治ⅢA期非小细胞肺癌术后复发转移的多中心随机对照双盲研究(ChiCTR1800018071)，上海中医药大学附属龙华医院。

二、其他新型免疫治疗模式

1. 溶瘤病毒

溶瘤病毒(oncolytic virus，OV)疗法通过选择性地感染肿瘤细胞，在肿瘤细胞内大量复制从而摧毁肿瘤细胞，可以诱导全身性抗肿瘤免疫反应并延长癌症患者的生存期。这是近年来全球企业比较关注的一种免疫治疗新方法，其各种载体已进入不同类型癌症的临床试验。各种溶瘤病毒，如疱疹病毒、腺病毒、牛痘病毒等，都在临床试验中，并显示出良好的试验结果。

当前，溶瘤病毒疗法临床研究已有相应结果发布。如：2017 年 9 月，据 *Cell* 发表的"Oncolytic virotherapy promotes intratumoral T cell infiltration and improves anti-PD-1 immunotherapy"一文，溶瘤病毒药物 T-VEC 和帕博利珠单抗联合治疗黑色素瘤，结果肿瘤缓解率高达 62％，其中 33％为完全缓解。2020 年，CSCO 大会上报道了用重组人 GM-CSF 单纯疱疹病毒注射液(OrienX010)联合特瑞普利单抗(PD-1 单抗)的方法治疗可完全切除的Ⅲ期及Ⅳ期(M1a)黑色素瘤，其临床Ⅰb 数据显示术前辅助作用和安全性良好。溶瘤病毒还可以与 CAR-T 联合治疗实体瘤。当前，溶瘤病毒治疗肺癌的相关临床试验缺乏，期待未来能有更多相关试验工作展开。

2. 癌症疫苗

说到癌症疫苗，人们最先想到的可能就是乙型肝炎病毒(hepatitis B virus，HBV)疫苗和人乳头瘤病毒(human papilloma virus，HPV)疫苗，它们都属于预防性肿瘤疫苗。其实，肿瘤疫苗也可以起到治疗作用，如采用患者自体的单核细胞在体外培养诱导生成树突状细胞(dendritic cell，DC)，然后负载肿瘤抗原，制成负载肿瘤抗原的树突状细胞,再注入体内,刺激体内肿瘤杀伤性淋巴细胞增殖,发挥长期的肿瘤监视作用和肿瘤杀伤作用。如 AV-GBM-1 是患者自体的一种特异性树突状细胞疫苗,其 Ⅱ 期临床试验(NCT03400917)数据显示其改善了新诊断的胶质母细胞瘤患者的无进展生存期,受 AV-GBM-1 治疗的患者 15 个月的总生存率提高了 28%。值得注意的是,在肺癌领域,仍待展开更多临床试验以获得更多结果。

3. 新抗原疗法

新抗原(neoantigen)疗法成为对抗肿瘤的一种热门新方法。它利用仅在肿瘤组织中表达的新抗原刺激免疫系统产生特异性免疫反应,提高免疫系统攻击肿瘤的能力。新抗原通过基因测序等手段,鉴别并分离出肿瘤组织区别于正常组织的突变特征,通过向患者递送这些未经胸腺阴性筛选的多肽抗原或编译抗原信息的 RNA,刺激免疫系统产生能够针对肿瘤细胞的特异性免疫,从而像疫苗一样强化患者对肿瘤组织的免疫响应。国内已有肿瘤新生抗原细胞治疗药物被批准开展临床试验注册,然而在肺癌治疗领域仍然鲜有临床试验报道。

4. 非特异性免疫(胸腺肽与细胞因子疗法)

非特异性免疫抗肿瘤的治疗药物主要有主动免疫调节剂、细胞因子以及其他体外免疫活性物质。其中,主动免疫调节剂主要通过激活非特异性免疫细胞、促进免疫活性物质释放、促进淋巴细胞增殖等方式发挥抗肿瘤作用,主要包括胸腺肽和细胞因子疗法。

胸腺肽类(thymosin)是胸腺上皮细胞分泌的一组具有多种生物活性的多肽,它是自体活性物质,不具备免疫原性。在胸腺肽类制剂中,以胸腺肽 α_1 的活性最高,其在抗肿瘤和免疫调节方面显示出巨大的临床价值,原研药有美国赛升的注射用胸腺肽 α_1(日达仙),国产药以成都地奥的注射用胸腺肽 α_1(迈普新)为代表。针对胸腺肽免疫治疗肺癌,四川大学华西医院进行了一项胸腺肽治疗肺癌的大型回顾性研究,该研究纳入了 5746 名患者,初步证实胸腺肽免疫治疗可以延长非鳞癌和未接受靶向治疗的 R_0 切除 Ⅰ～Ⅲ 期非小细胞肺癌(non-small cell lung cancer,NSCLC)患者的无病生存期(disease-free survival,DFS)和总生存期(overall survival,OS),且推荐治疗持续时间＞24 个月。

细胞因子是由免疫细胞和相关细胞分泌的具有广泛生物学活性的小分子蛋白,具有极强的免疫活性,可在细胞间传递信息,在临床肿瘤治疗和机体炎症反应中发挥重要作用。目前,在免疫调节领域广泛应用的有 α 干扰素(IFN-α)、粒细胞-巨噬细胞集落刺激因子(GM-CSF)和白细胞介素 2(IL-2)等。

尽管许多证据已经证实非特异性免疫可以起到良好的治疗作用,但无论是胸腺肽还是细胞因子疗法,仍待更多前瞻性、干预性随机对照临床研究进一步证实其对肺癌的免疫疗效。

5.其他新靶点及技术

寻找新的与肿瘤微环境相关的免疫检查点是解决免疫检查点抑制剂不应答和 IrAE 问题的方向之一。目前,TIGIT 被认为是最有前景和潜力的靶点之一。多种证据支持 TIGIT 在限制肿瘤的适应性免疫和固有免疫方面所起的关键作用。相关临床试验已经展开。淋巴细胞激活基因-3(lymphocyte activating gene-3,LAG-3)也成为癌症治疗中另一个具有广泛前景和潜力的靶点。

这些新型免疫疗法仍待更多大型的多中心临床试验证实。近年来,许多相关研究已经在国内外注册并开始招募患者,然而相关结果的公布仍需要等待很长的时间。近年来,肺癌治疗领域已发布结果的新型免疫治疗临床试验列举如下。

➢ INF

(1)NCT00062010

题目:Interferon alfa,isotretinoin,and paclitaxel in treating patients with recurrent small cell lung cancer

发起:Eastern Cooperative Oncology Group

结果链接:https://ClinicalTrials. gov/show/NCT00062010

(2)NCT01658813

题目:5-Fluorouracil followed by interferon-alfa-2b in previously-treated metastatic gastrointestinal,kidney,or lung cancer

发起:Western Regional Medical Center

结果链接:https://ClinicalTrials. gov/show/NCT01658813

➢ Vaccine

(1)NCT00601796

题目:Vaccine therapy,tretinoin,and cyclophosphamide in treating patients with metastatic lung cancer

发起:H. Lee Moffitt Cancer Center and Research Institute

结果链接:https://ClinicalTrials. gov/show/NCT00601796

(2)NCT00534209

题目:Vaccine therapy in patients with stages ⅢB/Ⅳ non-small cell lung cancer who have finished first-line chemotherapy

发起:University of Miami

结果链接：https://ClinicalTrials. gov/show/NCT00534209

（3）NCT00828009

题目：BLP25 liposome vaccine and bevacizumab after chemotherapy and radiation therapy in treating patients with newly diagnosed stage ⅢA or stage ⅢB non-small cell lung cancer that cannot be removed by surgery

发起：ECOG-ACRIN Cancer Research Group

结果链接：https://ClinicalTrials. gov/show/NCT00828009

（4）NCT00654030

题目：Allogeneic cellular vaccine 1650-G for non-small cell lung cancer

发起：Edward Hirschowitz

结果链接：https://ClinicalTrials. gov/show/NCT00654030

（5）NCT00103116

题目：Vaccine therapy in treating patients with stage Ⅰ,stage Ⅱ,or stage Ⅲ non-small cell lung cancer

发起：Edward Hirschowitz

结果链接：https://ClinicalTrials. gov/show/NCT00103116

（6）NCT01015443

题目：Cancer vaccine study for stage Ⅲ,unresectable,non-small cell lung cancer(NSCLC)in the Asian population

发起：Merck KGaA,Darmstadt,Germany

结果链接：https://ClinicalTrials. gov/show/NCT01015443

（7）NCT00409188

题目：Cancer vaccine study for unresectable stage Ⅲ non-small cell lung cancer(START)

发起：EMD Serono

结果链接：https://ClinicalTrials. gov/show/NCT00409188

（8）NCT00290355

题目：study to test the efficacy of the vaccine GSK 249553 in treating non-small-cell lung cancer after tumour removal by surgery

发起：GlaxoSmithKline

结果链接：https://ClinicalTrials. gov/show/NCT00290355

（9）NCT01433172

题目：Combination immunotherapy of GM. CD40L vaccine with CCL21 in lung cancer

发起：H. Lee Moffitt Cancer Center and Research Institute

结果链接：https：//ClinicalTrials. gov/show/NCT01433172

(10)NCT00398138

题目：Vaccine therapy and GM-CSF in treating patients with acute myeloid leukemia，myelodysplastic syndromes，non-small cell lung cancer，or mesothelioma

发起：Memorial Sloan Kettering Cancer Center

结果链接：https：//ClinicalTrials. gov/show/NCT00398138

(11)NCT00741039

题目：Prospective trial of vaccine responses against pneumococcus and influenza in adult cancer patients 65 years of age and older

发起：Memorial Sloan Kettering Cancer Center

结果链接：https：//ClinicalTrials. gov/show/NCT00741039

(12)NCT02179515

题目：Safety and tolerability of a modified vaccinia ankara（MVA）-based vaccine modified to express brachyury and T-cell costimulatory molecules（MVA-Brachyury-TRICOM）

发起：National Cancer Institute(NCI)

结果链接：https：//ClinicalTrials. gov/show/NCT02179515

(13)NCT00199849

题目：NY-ESO-1 plasmid DNA(pPJV7611)cancer vaccine

发起：Ludwig Institute for Cancer Research

结果链接：https：//ClinicalTrials. gov/show/NCT00199849

(14)NCT00753415

题目：A study of V934/V935 vaccine in cancer participants with selected solid tumors(V934-002)

发起：Merck Sharp & Dohme Corp.

结果链接：https：//ClinicalTrials. gov/show/NCT00753415

(15)NCT00103142

题目：Vaccine therapy in treating patients with liver or lung metastases from colorectal cancer

发起：Michael Morse,MD

结果链接：https：//ClinicalTrials. gov/show/NCT00103142

（16）NCT03353675

题目：A study evaluating the efficacy and the safety of first-line chemotherapy combined with the therapeutic vaccine named TG4010 and nivolumab in patients with advanced non-squamous non-small cell lung cancer（NSCLC）

发起：Transgene

结果链接：https://ClinicalTrials. gov/show/NCT03353675

（17）NCT03384316

题目：Multi-targeted recombinant Ad5（CEA/MUC1/Brachyury）based immunotherapy vaccine regimen in people with advanced cancer

发起：National Cancer Institute（NCI）

结果链接：https://ClinicalTrials. gov/show/NCT03384316

第二部分 免疫不良事件解读

第七章

肿瘤免疫治疗相关不良反应概述

一、肿瘤免疫治疗的现状

人类尝试利用免疫系统对抗肿瘤的历史可以追溯到 100 年前,但是在持续免疫监视下,恶性肿瘤仍然不断出现进展。直到 1996 年,美国科学家詹姆斯·艾莉森(James Allison)发现了 CTLA-4 靶点,才出现了突破。2003 年,詹姆斯·艾莉森在黑色素瘤中证明了伊匹木单抗的临床效果。大概在同一时期,陈列平、本庶佑(Tasuku Honjo)、戈登·弗里曼(Gordon Freeman)、阿琳·夏普(Arlene Sharpe)等揭示了 PD-1 及 PD-L1 的作用机制。2010 年,纳武利尤单抗问世,并且在肿瘤免疫治疗中持续发挥作用,伊匹木单抗也被 FDA 批准用于肿瘤免疫治疗。2018 年,美国科学家詹姆斯·艾莉森和日本科学家本庶佑获得了诺贝尔生理学或医学奖,免疫治疗在肿瘤综合治疗中的地位也变得越来越重要。

二、不良反应在免疫治疗过程中的严重性

肿瘤免疫治疗通过改变人体内在免疫应答机制来启动对肿瘤的免疫反应。在众多免疫治疗方案中,免疫检查点抑制剂的效果最为显著,但是也不可避免地造成免疫相关性不良反应(immune-related adverse event,irAE)。这些不良反应差异巨大,从轻微的皮肤毒性到致死性心脏毒性都有可能发生。ICI 所致的 irAE 根据严重程度可以分为 5 个等级:G_1 为轻度毒性;G_2 为中度毒性;G_3 为重度毒性;G_4 为危及生命的毒性;G_5 为与毒性相关的死亡。既往研究提示,ICI 所有级别毒性的 irAE 发生率高达 65%～76%,3 级以上毒性的发生率为 3%～5%,其中致死性毒性的发生率为 0.3%～1.3%。单独使用 PD-1(PD-L1)抑制剂引起的 irAE 发生率约为 74%,单独使用 CTLA-4 抑制剂的 irAE 发生率约

为89％,两者联合使用的irAE发生率可高达90％。因此,深入理解irAE并及时做出相应处理变得尤为重要。国内外肿瘤专科学会(如SITC、NCCN、ESMO、ASCO、CSCO等)都关注irAE的情况,相关指南和专家共识也对irAE的处理做出了推荐。

三、irAE发生的生理学基础

ICI所致的irAE临床表现种类较多,可涉及各个器官和系统,大致包括皮肤毒性、内分泌毒性、肝脏毒性、胃肠道毒性、胰腺毒性、肺毒性、骨关节与肌肉毒性、心脏毒性、神经毒性、血液系统毒性、肾脏毒性、眼毒性及细胞因子释放综合征等。根据irAE的分级标准,$G_1 \sim G_2$级irAE患者一般无症状或症状轻微,无须住院治疗;G_3级irAE患者若症状显著或症状持续加重,需住院治疗;G_4级irAE患者出现危及生命的症状或体征,需考虑收入ICU治疗。除以激素替代治疗为主的内分泌毒性外,糖皮质激素是ICI相关毒性处理最常用的免疫抑制剂,使用应遵循早期、足量、足疗程的原则。

尽管ICI的耐受性总体良好,但仍会产生严重或者不可逆的毒性反应,尤其在广泛应用时,对不良反应的管理就显得尤为重要。由于irAE牵涉面广,临床研究人员有必要进行多学科合作和处理。

参考文献

[1] Hodi FS, O'Day SJ, McDermott DF, et al. Improved survival with ipilimumab in patients with metastatic melanoma. N Engl J Med,2010,363(8): 711-723.

[2] Sanmamed MF,Chen L. A paradigm shift in cancer immunotherapy: from enhancement to normalization. Cell,2018,175(2):313-326.

[3] Postow MA,Sidlow R,Hellmann MD. Immune-related adverse events associated with immune checkpoint blockade. N Engl J Med,2018,378(2):158-168.

[4] Common terminology criteria for adverse events (CTCAE) V5. Available: https://ctep. cancer. gov/protocolDevelopment/electronic_applications/ctc. htm.

[5] 赵静,苏春霞.《CSCO免疫检查点抑制剂相关的毒性管理指南》解读:

对比 NCCN 免疫治疗相关毒性管理指南. 实用肿瘤杂志,2020,35(1):11-15.

[6] Moey MYY, Gougis P. Increased reporting of fatal pneumonitis associated with immune checkpoint inhibitors: a WHO pharmacovigilance database analysis. Eur Respir J,2020,55(6):2000038.

[7] Arnaud-Coffin P, Maillet D, Gan HK, et al. A systematic review of adverse events in randomized trials assessing immune checkpoint inhibitors. Int J Cancer,2019,145(3):639-648.

[8] Choi J, Anderson R, Blidner A, et al. Multinational Association of Supportive Care in Cancer (MASCC) 2020 clinical practice recommendations for the management of severe dermatological toxicities from checkpoint inhibitors. Support Care Cancer,2020,28(12):6119-6128.

[9] Cooksley T, Girotra M, Ginex P, et al. Multinational Association of Supportive Care in Cancer (MASCC) 2020 clinical practice recommendations for the management of immune checkpoint inhibitor endocrinopathies and the role of advanced practice providers in the management of immune-mediated toxicities. Support Care Cancer,2020,28(12):6175-6181.

[10] Dougan M, Blidner AG, Choi J, et al. Multinational Association of Supportive Care in Cancer (MASCC) 2020 clinical practice recommendations for the management of severe gastrointestinal and hepatic toxicities from checkpoint inhibitors. Support Care Cancer,2020,28(12):6129-6143.

[11] Shannon VR, Anderson R, Blidner A, et al. Multinational Association of Supportive Care in Cancer (MASCC) 2020 clinical practice recommendations for the management of immune-related adverse events: pulmonary toxicity. Support Care Cancer,2020,28(12):6145-6157.

[12] Suarez-Almazor ME, Pundole X, Abdel-Wahab N, et al. Multinational Association of Supportive Care in Cancer (MASCC) 2020 clinical practice recommendations for the management of immune-mediated cardiovascular, rheumatic, and renal toxicities from checkpoint inhibitors. Support Care Cancer,2020,28(12):6159-6173.

第八章

肺癌免疫治疗不良事件的一般处理原则

近年来,免疫检查点抑制剂已经逐渐广泛应用于肺癌治疗,由此带来的 irAE 发生率与报道率也逐渐升高。既往的研究显示,免疫检查点抑制剂所有级别的毒性反应发生率高达 65%～76%。严重不良反应不仅是造成肿瘤患者非预期死亡的重要原因,也增加了患者的手术风险、术后并发症以及医疗负担等。由于免疫治疗是通过免疫系统介导的涉及全身的治疗,因此由治疗带来的相关不良反应几乎遍布人体所有的器官系统,并且最常见于皮肤、胃肠道、内分泌系统、肝脏以及肺脏。其中,最严重的不良反应为心脏毒性,虽然其发生率仅约为 1%,但死亡率高达 40%～50%。根据受累器官系统的不同,irAE 的症状和体征相应有所差别,严重程度也轻重不等。经过规范的诊断和治疗后,大多数 irAE 可以减轻或者消失,后续治疗可以继续。但是如果 irAE 未能被及时识别或有效处理,会导致病情加重、治疗中断,甚至会增加患者死亡风险或直接导致患者死亡。本书后续章节将按照不同的器官系统分开阐述 irAE 的特征以及处理。

作为人类对抗肿瘤的新武器,免疫治疗本身就是一把"双刃剑"。免疫治疗的基本原理是通过重新激活或者增强机体免疫细胞与肿瘤细胞的特异性结合,使原本发生免疫逃逸的肿瘤细胞重新被抗原提呈细胞识别,并最终被细胞毒性免疫细胞(如 $CD4^+$ T 细胞、$CD8^+$ T 细胞)特异性杀伤,从而抑制肿瘤的生长和进展。当人工合成的抗 PD-1 或者抗 PD-L1 单克隆抗体进入血液循环时,原本发挥免疫逃逸作用的肿瘤细胞表面所表达的 PD-L1 被循环中的抗 PD-L1 抗体所结合,肿瘤细胞因此重新被抗原提呈细胞识别,进而启动免疫应答环节。然而,正常的组织细胞表面也表达少量 PD-L1,如支气管上皮细胞、甲状腺滤泡细胞等。因此,在上述治疗过程中,一同被识别和杀伤的还有一些正常的组织细胞。在免疫检查点抑制剂的作用下,机体相当于同时发生了针对正常组织细胞的免疫攻击,从而出现广泛分布于各个系统或者器官的功能损伤。

因此,当发生 irAE 时,首先应暂停免疫治疗。根据患者的症状、体征以及辅助检查结果等多方面因素,综合评估 irAE 的严重程度,并请相关专科医生会诊和协助处理。对于轻度至中度 irAE,应根据其导致的具体器官损害给予对症治疗,在此基础上根据患者的反应以及表现,适量地使用类固醇药物。待患者症状完全消失后,再重新评估是否重启免疫治疗。而对于重度 irAE,在立即停止免疫治疗的同时,还应到就近的医疗机构住院治疗;在对症治疗的同时请示相关科室紧急会诊,根据会诊意见给予相应的处理并首选使用类固醇药物,如果类固醇药物在使用 48 小时内仍未见显著效果,可考虑增加使用其他种类免疫抑制剂。其中,静脉输注免疫球蛋白被广泛应用于治疗各种重症免疫相关毒性,包括肺炎、重症肌无力等。此外,TNF-α 抑制剂,如英夫利昔单抗,也是目前对类固醇抵抗毒性证据最充分的抑制剂,对类风湿性关节炎、急性肾小管间质性肾炎等有较好疗效。其他药物,如 IL-6 受体抑制剂、抗 CD20 单抗、环孢素 A 以及麦考酚酯等,也有着一定的适用场景。对于发生 4 级 irAE 的患者,应永久停用免疫治疗。

此外,对于准备接受免疫治疗的肺癌患者,治疗前 irAE 发生风险的评估也尤为重要,这对于有效降低治疗后 irAE 的发生率有着至关重要的作用。由于目前尚未形成标准的 irAE 相关毒性的风险评估方法,所以建议临床对所有拟应用免疫检查点抑制剂的患者进行完善的基线检查,以系统评估患者发生 irAE 的风险,并根据风险评估结果进行动态监测以及调整随访方案。常规的基线评估资料应包括:详细的病史采集与体格检查,重要器官影像学评估,生化一般筛查,感染性疾病筛查,自身抗体检测,以及 irAE 好发器官的针对性检测。

相对于手术治疗、放化疗等,人类目前使用免疫治疗的时间尚有限。因此,对 irAE 的处理经验也处于逐渐积累和学习的过程中。考虑到免疫治疗目前在肺癌乃至整个肿瘤领域的应用前景广阔,正确地认识 irAE、积极有效地处理 irAE 以及发生 irAE 后的免疫治疗再启动,是临床医生未来要面对的重要领域。

参考文献

[1] Postow MA,Sidlow R,Hellmann MD. Immune-related adverse events associated with immune checkpoint blockade. N Engl J Med,2018,378(2):158-

168.

[2] Wang DY, Salem JE, Cohen JV, et al. Fatal toxic effects associated with immune checkpoint inhibitors: a systematic review and meta-analysis. JAMA Oncol,2018,4(12):1721-1728.

[3] Lau KS, Liu R, Wong CC, et al. Clinical outcome and toxicity for immunotherapy treatment in metastatic cancer patients. Ann Palliat Med,2020, 9(6):4446-4457.

[4] Khan Z, Hammer C, Guardino E, et al. Mechanisms of immune-related adverse events associated with immune checkpoint blockade: using germline genetics to develop a personalized approach. Genome Med,2019,11(1):39.

[5] Mouri A, Kaira K, Yamaguchi O, et al. Clinical difference between discontinuation and retreatment with nivolumab after immune-related adverse events in patients with lung cancer. Cancer Chemother Pharmacol,2019,84(4): 873-880.

[6] Les I, Martínez M, Narro A, et al. Association of immune-related adverse events induced by nivolumab with a battery of autoantibodies. Ann Med,2021,53(1):762-769.

[7] Bai X, Wang X, Ma G, et al. Improvement of PD-1 blockade efficacy and elimination of immune-related gastrointestinal adverse effect by mTOR inhibitor. Front Immunol,2021,12:793831.

第九章

免疫治疗呼吸系统不良事件

一、流行病学

肺癌免疫治疗导致的呼吸系统不良反应有着相当高的发生率,其中最主要的表现形式为免疫相关性肺炎。相较于其他接受免疫治疗的肿瘤患者,肺癌患者在治疗过程中发生免疫相关性肺炎更应当引起重视。一般来说,由于接受免疫治疗的肺癌患者的肺本身存在一定程度的器质性病变(无论患者是否接受过手术治疗),所以当发生免疫相关性肺炎时,原本的肺功能不全会加剧,严重时甚至会直接出现急性呼吸衰竭等危及生命的情况。

二、免疫相关性肺炎

(一)病理生理机制

免疫相关性肺炎的发生机制与前文所述的自身免疫性炎症基本一致,其本质是一种无菌性的间质性肺炎。在此基础上,如果患者合并基础肺部疾病(如COPD)或继发肺部感染,有可能形成混合型肺炎,肺功能恶化进一步加剧。因此,在治疗之前,也应当根据详细的病史采集、查体以及辅助检查等结果,明确患者是否合并感染性肺炎以及其他基础肺部疾病,在此基础上给出有效的治疗方案。

(二)常见症状

在免疫治疗过程中,当患者发生免疫相关性肺炎时,常见的症状或体征有咳嗽、气促、发热、胸痛以及血氧饱和度下降等,影像学检查可见肺实质局限性或者弥漫性炎症。按照症状、体征的严重程度以及影像学检查等,免疫相关性肺炎可以分为轻度、中度以及重度。

(三)分级与对应处理策略

轻度免疫相关性肺炎是指患者没有明显症状,影像学上炎症局限于单个肺叶或病变范围不到肺实质的 25%。当患者发生轻度免疫相关性肺炎时,应首先考虑暂缓免疫治疗。此时,患者大多无明显呼吸系统相关症状,应进行详细的病史采集、体格检查以及血氧饱和度动态监测,必要时行胸部增强 CT,以综合评估患者状况;在 1~2 周后,再次评估病情变化以决定是否重启免疫治疗。

中度免疫相关性肺炎是指在轻度免疫相关性肺炎的基础上,患者已经出现呼吸系统症状或症状较前加重,此时应立即暂停免疫治疗,考虑请呼吸科医生会诊协助治疗。在诊断方面,应通过无创或有创的方式,包括鼻咽拭子、体液培养(包括痰培养在内)以及支气管镜下肺泡灌洗等,尽可能明确是否为感染相关病原体所致的肺炎。在明确病原体后,选用特定敏感的抗生素行抗感染治疗。如不能完全排除感染,也可考虑经验性使用广谱抗生素。对于无明显感染证据的患者,按照非感染性肺炎处理,给予泼尼松或甲强龙 1~2mg/(kg·d)治疗,每 3~7 天通过详细的病史采集、体格检查以及血氧饱和度动态监测评估治疗效果。如糖皮质激素在使用 48~72 小时后无明显效果,则应按照重度肺炎处理。需要注意的是,此类患者在肺炎治愈后,是否重启免疫治疗需谨慎考虑。

重度免疫相关性肺炎是指在免疫治疗过程中,患者出现严重症状,并且所有肺叶受累或病变范围超过肺实质的 50%,此时患者自我照顾受限,必须依靠吸氧维持氧饱和度,甚至出现危及生命的呼吸功能损害。对此类患者应永久停用免疫治疗,并进行住院治疗,请呼吸科以及感染科医生协助会诊,通过有创或无创方法首先明确是否为感染相关病原体所致肺炎(见中度免疫相关性肺炎),必要时可行肺组织活检,针对病原体予以敏感抗生素治疗。对于无明显感染源的患者,按照非感染性肺炎处理,予以泼尼松或甲强龙 1~2mg/(kg·d)治疗,48 小时内评估疗效,并在 6 周以后逐渐减量。如糖皮质激素治疗在 48 小时内无明显效果,可以考虑加用英夫利昔单抗、免疫球蛋白以及吗替麦考酚酯中的一种。需要注意的是,考虑到上述免疫抑制剂常存在较多的毒副反应,应当谨慎选择使用剂量、疗程以及适用范围,合理应用。

三、小 结

作为 irAE 中较为常见的一种,免疫治疗相关的呼吸系统不良反应应当引起临床医生的足够重视,尤其对肺癌患者群体。治疗前充分的风险评估、发生不良反应时及时有效的对症处理,以及治疗后重启免疫治疗的时机选择,都有赖于更多的循证医学证据。考虑到 irAE 在组织器官中发生的广泛性,当合并肺外 irAE 时,应积极寻求多学科协作,对各系统所发生的 irAE 分别进行客观诊断以及分级,按照症状或者危害的严重程度对症治疗,以实现肺癌患者 irAE 的个体化诊治。

参考文献

［1］Zhao D,Xu L,Wu J,et al. Comparison of perioperative outcomes among non-small cell lung cancer patients with neoadjuvant immune checkpoint inhibitor plus chemotherapy,EGFR-TKI,and chemotherapy alone:a real-world evidence study. Transl Lung Cancer Res,2022,11(7):1468-1478.

［2］Zhou C,Yang Y,Lin X,et al. Proposed clinical phases for the improvement of personalized treatment of checkpoint inhibitor-related pneumonitis. Front Immunol,2022,13:935779.

［3］Rana J,Maloney NJ,Rieger KE,et al. Drug-induced hypersensitivity syndrome like reaction with angioedema and hypotension associated with BRAF inhibitor use and antecedent immune checkpoint therapy. JAAD Case Rep,2021,13:147-151.

［4］Yamashita A,Akasaka E,Nakano H,et al. Pembrolizumab-induced lichen planus on the scalp of a patient with non-small-cell lung carcinoma. Case Rep Dermatol,2021,13(3):487-491.

［5］Sun X,Song Z,Jiang H,et al. Image classification of immune checkpoint inhibitor-related pneumonia in lung cancer patients. Clin Imaging, 2022,86:31-37.

［6］De Silva S,Trieu H,Rajan A,et al. Flexible sigmoidoscopy may be sufficient for initial evaluation of suspected immunotherapy-mediated colitis:a cross-sectional study. J Gastroenterol Hepatol,2022,37(2):284-290.

［7］Ehsanullah S,Hasan S,Polani FS,et al. Neurotoxicity:a rare side effect of programmed cell death 1（PD-1）inhibitors. Cureus,2022,14 (2):e22584.

［8］Ninomiya R,Kinehara Y,Tobita S,et al. Inflammatory thoracic aortic aneurysm in a patient with advanced lung adenocarcinoma treated with pembrolizumab. Intern Med,2022,61(15):2339-2341.

［9］Puzanov I，Diab A，Abdallah K，et al. Managing toxicities associated with immune checkpoint inhibitors：consensus recommendations from the Society for Immunotherapy of Cancer（SITC）toxicity management working group. J Immunother Cancer，2017，5(1)：95.

［10］Moey MYY，Gougis P，Goldschmidt V，et al. Increased reporting of fatal pneumonitis associated with immune checkpoint inhibitors：a WHO pharmacovigilance database analysis. Eur Respir J，2020，55(6)：2000038.

［11］Abou Alaiwi S，Xie W，Nassar AH，et al. Safety and efficacy of restarting immune checkpoint inhibitors after clinically significant immune-related adverse events in metastatic renal cell carcinoma. J Immunother Cancer，2020，8(1)：e000144.

［12］Wang DY，Salem JE，Cohen JV，et al. Fatal toxic effects associated with immune checkpoint inhibitors：a systematic review and meta-analysis. JAMA Oncol，2018，4(12)：1721-1728.

［13］Ichimura T，Hinata M，Ichikura D，et al. Safety of immune checkpoint inhibitors in non-small-cell lung cancer patients with idiopathic interstitial pneumonia：a matched case-control study. Cancer Chemother Pharmacol，2022，89(1)：21-30.

［14］Ikeda S，Kato T，Kenmotsu H，et al. Atezolizumab for pretreated non-small cell lung cancer with idiopathic interstitial pneumonia：final analysis of phase II AMBITIOUS study. Oncologist，2022，27(9)：720-e702.

［15］Baek HS，Jeong C，Shin K，et al. Association between the type of thyroid dysfunction induced by immune checkpoint inhibitors and prognosis in cancer patients. BMC Endocr Disord，2022. 22(1)：89.

第十章

免疫治疗消化系统不良事件

一、概 述

目前,国际上常用的 irAE 管理指南主要由美国国立综合癌症网(National Comprehensive Cancer Network,NCCN)、美国临床肿瘤学会(American Society of Clinical Oncology,ASCO)、欧洲医学肿瘤学协会(European Society of Medical Oncology,ESMO)国际肿瘤免疫治疗学会毒性反应管理协作组〔Society for Immunotherapy of Cancer(SITC) Toxicity Management Working Group〕等权威发布,在我国则由中国临床肿瘤学会(Chinese Society of Clinical Oncology,CSCO)等发布。

二、临床表现与诊断干预

临床表现主要有呕血、便血、腹痛、痉挛、排便习惯改变、腹泻、便秘、便血、肠穿孔、败血症、腹膜刺激症、肠梗阻等症状,大致可分为胃肠道毒性、肝毒性、胰腺毒性以及上消化道毒性。

(一)胃肠道毒性

胃肠道的免疫相关不良事件通常有腹泻、结肠炎和自身免疫性肝毒性等。腹泻、结肠炎最常见于 CTLA-4 抑制剂单药治疗,以及与 PD-1 抑制剂的联合治疗。CTLA-4 抑制剂阻断抗体治疗患者的 3/4 级结肠炎的发生率(7%)高于PD-1 抑制剂治疗的患者(1.8%)。结肠炎的发生率从单一 CTLA-4 抑制剂治疗的 30%(任何级别)到联合 CTLA-4 抑制剂/PD-1 抑制剂治疗的约 50%(任何级别)不等。值得注意的是,这种性质的胃肠道副作用在单独 PD-1 抑制剂治疗中并不常见,其中出现腹泻、结肠炎的患者不到 20%。症状表现从大便数量的轻微增加、腹泻到脱水,并需要住院治疗。

虽然致命性的肠穿孔罕见,但其强调了早期识别胃肠道毒性和治疗的必要性。仔细评估患者的排便习惯对于早期发现和干预胃肠道毒性是至关重要的。临床医生应同时评估患者排便次数和粪便的黏稠度,临床重要提示信息包括便血、黏液便、发热、腹痛和(或)脱水迹象(低血压、虚脱)等。

对大多数 1 级腹泻患者(排大便次数每 24 小时增加不超过 4 次)可采用保守方法进行治疗,其中包括清淡饮食(BRAT 饮食)、增加液体量,同时密切监测粪便量有无增加。

临床医生应谨慎并尽量避免使用止泻药,因为这些药物可掩盖症状恶化,且对任何潜在的结肠炎均没有疗效。

1. ICI 所致的胃肠道不良反应的分级

· 胃肠道常见的不良反应事件评价标准(common terminology criteria adverse events,CTCAE)

ICI 引起的胃肠道不良反应通常程度较轻且持续时间较短。最常见的是腹泻,其次是肠道炎症。根据大便次数与每日基线相比的情况,将腹泻程度分为五级:①大便次数每天增加 4 次以下。②大便次数每天增加 4~6 次。③大便次数每天增加 7 次或更多,出现失禁,达到住院指征,个人日常生活受到影响。④危及生命,需要紧急干预。⑤死亡。根据临床症状,将结肠炎分为五级:①无症状,仅需观察,无须干预。②腹痛,黏液便或血便。③严重腹痛,排便习惯改变,需要医疗干预,腹膜征存在。④危及生命,需要紧急干预。⑤死亡。

· CTCAE 分级的完善方向

尽管 CTCAE 分级仍应用于当前的临床评估,但它存在严重的缺陷。首先,有证据表明临床医生对患者不良反应的知晓率可能低于患者症状的发生率。其次,对患者严重程度的评估可能存在误差(通常情况下,低于真实程度),仅根据患者的临床症状进行判断,未结合内镜或组织学特征进行判断。最后,临床中对 irAE 的评估方法可能并不可靠,不同患者的耐受情况并不相同,且部分患者的胃肠道症状可不典型。所以,在 CTCAE 分级基础上结合患者自身感受和辅助性检查的新型 irAE 评定标准,可能会在未来代替原 CTCAE 分级,应用于临床实践。

2. 治疗方法

ICI 对胃肠道的毒性反应无可避免,但由于其卓越的抗肿瘤潜力,我们应重视对其毒性的管理与监控,探索如何减轻或控制不良反应的发生。目前,对 ICI 导致的胃肠毒性的管理主要依赖于患者临床症状的分级和严重程度。当怀疑患者存在 ICI 损伤时,应谨慎分析患者的详细病史,并对患者进行细致的体格检查及化验(包括粪便检查及培养),以排除感染性肠炎等其他原因导致的肠道不良症状。

Ⅰ级症状的患者:建议密切观察,可以适当进行对症治疗,如使用止泻剂洛哌丁胺等。然而,如果症状持续1周以上,或症状加重,则建议就诊,胃肠道专科医生需要参与治疗。Ⅱ级症状的患者:应停止包括抗腹泻药在内的所有对症治疗,并开始口服皮质类固醇。通常情况下,建议开始时使用泼尼龙(40mg),并根据病情逐渐减量,每周减少5mg。但事实上临床用药量偏高,按1~2mg/kg计算。对有持续性Ⅱ级症状的患者或出现严重临床症状(Ⅲ级或Ⅳ级症状)的患者,应考虑静脉注射皮质类固醇进行治疗(如静注氢化可的松,100mg/次,4次/日),并且终身停用ICI类药物。

静脉注射皮质类固醇3天,临床症状未改善的患者被定义为激素治疗无效患者。大多数学者认为,这类患者应接受英夫利昔单抗治疗。通常情况下,一次性按5mg/kg来注射就足以在24小时内缓解症状。近来,有学者首次提出,Vedolizumab对ICI诱导的类固醇难治性结肠炎也有极好的疗效。若英夫利昔单抗等抗体治疗仍无效或发生肠穿孔,则必须立刻采取手术治疗,如结肠切除术后回肠造口术,但最佳手术方案仍有待进一步确定。

根据现有的治疗原则,使用类固醇激素治疗的患者,应缓慢逐渐减量至停药,并建议症状严重的患者延长治疗周期至2~3个月。此外,常规治疗可以更好地改善患者病情。使用激素的患者应同时服用维生素D及钙片,以达到骨保护效果。结肠炎联合恶性肿瘤的患者发生血栓的风险明显高于普通人,所以建议非禁忌证患者常规使用低分子量肝素和抗血栓药物,以预防血栓的发生。

(二)肝毒性

肝脏是重要的药物代谢器官,也具有一定的免疫功能。接受常规剂量ICI治疗,免疫相关的肝脏毒性发生率单药为1%~10%,3级及以上的不良反应发生率为1%~2%;CTLA-4抑制剂出现谷丙转氨酶(alaninetransaminase,ALT)和(或)谷草转氨酶(aspartateaminotransferase,AST)升高的发生率小于10%;PD-1/PD-L1抑制剂的肝毒性发生率约为5%;联合用药的肝毒性发生率为25%~30%,3级及以上不良反应的发生率约为15%。单药发生3级以上肝脏irAE的中位时间约为14.1周,联合用药发生3级以上irAE的中位时间为7.4周,且持续时间更长。值得注意的是,ICI联合化疗或靶向治疗时,irAE的发生率均有所升高(9%~20%)。肝脏irAE的发生通常较为隐匿,可不伴有明显的临床症状,也可与其他消化道症状伴随出现,如食欲缺乏、乏力等。实验室检查主要表现为ALT及AST升高,伴或不伴胆红素升高,需进一步完善检查,如肝炎病毒学检测、肝脏影像学检查,必要时进行肝穿刺活检,获得病理学依据。病理学诊断有助于鉴别其他抗肿瘤药物引起的药物性肝损伤、病毒激活或肝内肿瘤进展引起的肝功能异常等,对于指导后续治疗具有重要意义。ICI 肝毒性的病理表现为活动性泛小叶型肝炎,与自身免疫性肝炎较难鉴别,需要有经验的病理科医师参与鉴别诊断。CTLA-4 抑制剂引起的肝脏 irAE 通常伴以淋巴细胞为主的混合炎症细胞浸润(肝窦组织细胞增生症)和中央静脉炎;而PD-1/PD-L1 抑制剂引起的门静脉炎症较轻;罕见门静脉炎症及胆管炎报道。

患者在常规肝功能检测(routine liver function tests,LFT)中常表现为无症状的转氨酶升高和(或)高胆红素血症。每次输注 ICI 治疗前,应根据以下实验室检查数值对患者进行评估:谷草转氨酶(AST)、谷丙转氨酶(ALT)、碱性磷酸酶、总胆红素和直接胆红素。此外,对出现腹痛、极度疲劳和(或)黄疸的患者也应立即进行自身免疫性肝炎评估。对所有患者均应排除引起上述症状的其他原因,特别是肿瘤肝转移进展。

肝脏毒性在指南基本上分为 1~4 级(G_1~G_4),分别为轻、中、重度及致死性肝脏不良事件,以 ALT 及 AST 为主要评价指标;但在对胆红素升高的评价和管理上,略有区别。毒性管理根据不良反应级别进行:轻度(G_1)肝脏毒性(ALT、AST<3 倍正常值上限),建议继续使用 ICI 治疗,每周监测 1 次肝功能,如肝功能稳定,适当降低检测频率。中度(G_2)肝脏毒性(ALT、AST 达 3~5 倍正常值上限),建议暂停 ICI 治疗,在排除其他可能引起肝功能异常的因素后,予以口服泼尼松治疗(推荐剂量为每天 0.5~1.0mg/kg),肝功能好转后逐步减量,各指南建议皮质类固醇的总疗程为至少 4 周。重度(G_3)肝脏毒性(ALT、AST 达 5~20 倍正常值上限),建议暂停 ICI 治疗,静脉使用甲泼尼龙1~2mg/kg;待肝脏毒性降至 2 级后,可等效改泼尼松口服并继续缓慢减量。对于 ALT/AST>400,或胆红素、INR 或白蛋白异常者,建议每天静脉使用甲泼尼龙 1~2mg/kg,并密切监测肝功能。对于静脉激素治疗 3 天效果不佳者,可考虑加用吗替麦考酚酯 0.5~1.0g,每日 2 次。对于致死性(G_4)肝脏不良事件(ALT、AST>20 倍正常值上限),所有指南一致建议永久停用 ICI 治疗,住院每天接受静脉皮质类固醇治疗 1~2mg/kg,待肝脏毒性降至 2 级后,改等效泼尼松口服并逐步减量;3 天后如肝功能无好转,考虑加用吗替麦考酚酯;如吗替麦考酚酯效果仍不佳,可加用他克莫司,对 ICI 肝脏毒性患者不推荐使用英夫利昔单抗,因该药物本身可致肝损。NCCN 和 ESMO 指南均指出,在个例报道中,激素和吗替麦考酚酯治疗无效的急性重型肝炎患者使用抗甲状腺球蛋白抗体可能有效。此外,IL-6 单抗、抗 CD20 及抗 TNF-α 单抗成功治疗危重和难治性肝毒性的案例也有报道；但 NCCN 指南指出，抗 TNF-α 药物应避免用于免疫相关性肝炎。各指南对胆红素升高的管理各有不同，ESMO 和 NCCN 指南建议，对转氨酶升高 1 级以上且胆红素升高＞1.5 倍正常值上限的 irAE 患者，永久停用 ICI 治疗，其治疗遵从 4 级不良反应治疗原则；CSCO 和 SITC 指南参照常见不良事件评价标准（CTCAE 5.0），将胆红素分为 1～4 级，与 ALT、AST 并列，管理相同。此外，对于基线存在肝转移的患者，SITC 和 CSCO 提示可在相当于 2 级肝脏毒性以内的肝功能水平进行 ICI 治疗；当发生肝脏 irAE，ALT/AST 升高超过基线 50％并持续 1 周以上时，则须永久停止 ICI 治疗。

另外，肝细胞肝癌患者使用 ICI 后的 irAE 发生率增高，可能与患者的肝病基础有关，如肝硬化、病毒性肝炎等。目前，各大指南对此均无针对性的指导建议。CheckMate040 研究中，纳武利尤单抗治疗肝细胞肝癌患者时，肝脏毒性的发生率为 31％，中位发生时间为 6 周；3 级以上肝脏毒性的发生率为 14.5％，中位发生时间为 2.1 周；大多数患者经治疗后缓解。CSCO 指南结合我国合并病毒性肝炎（HBV/HCV 感染）患者较多的现状，指出需将 HBV-DNA 控制在 2000U/mL 以下再开始 ICI 治疗，并定期监测；对于 HCV 感染患者，指南没有推荐在用 ICI 治疗的同时用核苷类似物或干扰素进行治疗，但需定期监测 HCV-RNA 水平的变化。

ICI 引起的肝脏损伤预后较好，患者较少发生肝功能衰竭及死亡，肝功能通常在治疗后 1～3 个月可恢复至基线水平。2 级肝脏毒性好转后可恢复 ICI 治疗。CSCO 指南建议，3 级以上肝脏毒性患者经治疗好转后，谨慎尝试重启 ICI 治疗，存在再次发生严重肝脏不良事件的可能，需要充分评估可能的风险和生存获益，国外指南均建议永久停用 ICI 治疗。此外，接受一种类型 ICI（如 ipilimumab）治疗后出现毒性者，可考虑接受另一种类型的 ICI（如 nivolumab）治疗，此时并不一定会再次出现肝脏毒性，但不建议换用同一类型的 ICI（如 PD-1 抑制剂换用为 PD-L1 抑制剂）。

定期监测肝功能有助于早期识别 irAE。鉴别肝功能异常的原因，排除肝内肿瘤进展引起的肝功能异常、病毒感染或再激活、其他抗肿瘤药物引起的肝脏损害和基础肝病的恶化，有助于明确 ICI 引起的肝毒性，从而指导治疗。各大指南在肝脏 irAE 的管理上基本达成共识，但对肝细胞肝癌或有基础肝病的患者仍缺乏有针对性的管理策略。皮质类固醇治疗是应对肝脏 irAE 的有效手段，大多数患者经治疗后肝功能可以恢复。但对于免疫相关肝脏不良反应的早期预测指标、早期快速诊断以及个体化管理等问题，有待于建立国际性的登记系统，收集真实世界的 irAE 数据来进一步解决。

(三)胰腺毒性

胰腺毒性主要分为有症状与无症状两种情况。

1. 淀粉酶/脂肪酶升高(无症状)

若为轻度,即淀粉酶/脂肪酶≤3×ULN 淀粉酶和(或)≤3×ULN 脂肪酶,如果只是单纯的酶升高而没有胰腺炎的证据,则继续免疫治疗;评估胰腺炎(临床评估,如果临床未怀疑胰腺炎的可能,则不必常规检测淀粉酶/脂肪酶;如果有胰腺炎的证据,则按照胰腺炎进行管理);考虑淀粉酶/脂肪酶升高的其他原因[炎症性肠病、肠易激综合征、肠梗阻、胃轻瘫、恶心/呕吐、用药、饮酒和(或)糖尿病(DM)]。

若为中度[淀粉酶/脂肪酶>3～5×ULN 淀粉酶和(或)>3～5×ULN 脂肪酶]或重度[淀粉酶/脂肪酶>5×ULN 淀粉酶和(或)>5×ULN 脂肪酶],如果只是单纯的酶升高而没有胰腺炎的证据,则继续免疫治疗;评估胰腺炎[临床评估,如果临床未怀疑胰腺炎的可能,则不必常规检测淀粉酶/脂肪酶;如果淀粉酶和(或)脂肪酶持续中至重度升高,则行腹部强化 CT 或 MRCP];考虑淀粉酶/脂肪酶升高的其他原因[炎症性肠病、肠易激综合征、肠梗阻、胃轻瘫、恶心/呕吐、用药、饮酒和(或)糖尿病(DM)];如果有胰腺炎的证据,则按照胰腺炎进行管理。

2. 胰腺炎

若为急性胰腺炎,则为具有急性胰腺炎症状体征者提供标准化的医疗护理,包括住院、积极的液体复苏和镇痛。胰腺炎的管理和随访应由胃肠病科/胰腺专科医师指导。评估胰腺炎患者的症状/体征;行腹部强化 CT 检查;如果临床怀疑胰腺炎而 CT 检查却没有放射学证据,则考虑行 MRCP 检查。

若胰腺炎为轻度,即具有下列任何一个特征——淀粉酶/脂肪酶升高>3×ULN 或 CT 影像学表现或临床表现考虑胰腺炎,则考虑转诊至胃肠病科,按照淀粉酶/脂肪酶升高(无症状)管理。

若胰腺炎为中度,即具有以下三个特征中的两个——淀粉酶/脂肪酶升高>3×ULN±CT 影像学表现±临床表现考虑胰腺炎,则暂停免疫治疗,接受泼尼松/甲泼尼龙 0.5～1mg/(kg·d)治疗(治疗直至症状改善至≤1 级,然后在4～6周及以上的时间逐渐减量)。

若胰腺炎为重度,即淀粉酶/脂肪酶升高±影像学表现±剧烈腹痛或呕吐及血流动力学不稳定,则永久停止免疫治疗;接受泼尼松/甲泼尼龙 1～2mg/(kg·d)治疗(治疗直至症状改善至≤1 级,然后在 4～6 周及以上的时间逐渐减量）。

（四）上消化道毒性

在过去 10 年中,ICI 的免疫疗法改变了癌症治疗,提高了许多晚期癌症患者的存活率。irAE 很常见,可以影响任何器官系统,其中许多毒性有明确的分级标准和管理方法。irAE 的口腔表现较少引起重视。大部分指南提及皮肤毒性的黏膜受累,但没有特别考虑接受 ICI 治疗患者的口腔问题。有报道显示,患者口腔相关疾病的发生率为 6.8%,常发生的口腔疾病有口干症、口腔黏膜疾病、味觉障碍等。85.5% 的口腔毒性的不良事件发生在免疫治疗的 12 个月以内。根据口腔疾病具体罗列如下。

1. 皮肤苔藓样反应

口腔黏膜通常不受影响,但有报道提示,在接受纳武利尤单抗、派姆单抗和阿特珠单抗治疗的患者中,可能发生皮肤或其他黏膜受累的口腔扁平苔藓（oral lichen planus,OLP）样反应。OLP 样反应的临床特征包括白色网状纹（Wickham 纹）,并伴有影响舌头、颊黏膜、硬和软腭黏膜、唇黏膜和牙龈的红斑和（或）溃疡,其中颊黏膜和腹侧舌可能最常见受影响。单纯表现为溃疡和（或）红斑的可能并不代表真正的 OLP 样反应,但在没有更突出的多形性红斑样或水疱大疱特征的情况下,它们被归为 OLP 类反应。大多数 OLP 样反应对局部类固醇反应良好,但严重病例（有或没有皮肤受累）可能需要使用全身性类固醇或其他不使用类固醇的免疫抑制剂治疗。

2. 大疱性类天疱疮和黏膜类天疱疮

接受 ICI 治疗的患者中约 1% 会出现自身免疫性水疱疾病,其中大多为大疱性类天疱疮。口腔受累,包括唇黏膜、颊黏膜、腭黏膜和牙龈的大疱、溃疡和糜烂,并不常见。口腔活检尚未见报道,但受累皮肤的组织病理学特征有表皮下大疱或糜烂伴嗜酸性粒细胞浸润。极少数情况下,在接受派姆单抗和纳武利尤单抗治疗的病例中有黏膜类天疱疮的报告,其中大部分仅影响口腔黏膜。其临床特征包括脱屑性牙龈炎,以及影响颊黏膜、软腭黏膜和舌头的糜烂、溃疡和大疱。ICI 相关的大疱性类天疱疮和黏膜类天疱疮病例已通过全身和局部使用类固醇、多西环素（尤其用于维持治疗）、硫唑嘌呤、霉酚酸酯和氨甲蝶呤进行管理。

3. 多形红斑

多形性红斑样反应很少与 ICI 的使用相关,包括帕博利珠单抗或纳武利尤单抗的单药治疗,以及纳武利尤单抗/易普利姆玛的联合治疗。虽然大多数患者同时出现黏膜和皮肤受累,但也有的病例仅有口腔黏膜受影响,包括口腔内溃疡/糜烂。与 OLP 样反应相比,这些溃疡/糜烂往往更广泛且形状不规则,具有特征性的唇部出血性结痂。治疗方法包括局部和全身应用类固醇,也有报道给予静脉注射免疫球蛋白(IVIG)。

4. 史蒂文斯-约翰逊综合征(Stevens-Johnson syndrome,SJS)和中毒性表皮坏死

帕博利珠单抗和纳武利尤单抗的单药治疗,以及纳武利尤单抗和易普利姆玛联合治疗的患者出现史蒂文斯-约翰逊综合征(Stevens-Johnson syndrome,SJS)样和中毒性表皮坏死松解症(toxic epidermal necrolysis,TEN)样反应。口腔病变似乎已经影响颊黏膜、口底、硬腭、牙龈和舌头,并且没有根据部位进行区分。SJS/中毒性表皮坏死松解症样反应与患者死亡率显著相关。由于这些情况很严重性,所以几乎所有患者都需要住院治疗(通常在重症监护室或烧伤病房)、多学科管理和永久停止免疫治疗。

5. 干燥综合征

唾液分泌不足是通过整个未受刺激的唾液流速(WUSF)来评估的,其中唾液在至少 5 分钟的过程中被动地沉积在容器中,随后以毫升/分钟(mL/min)为单位进行测量。速率<0.1mL/min 被认为是唾液功能减退,并在 95% 的受影响患者中观察到了这种情况。症状管理包括生活方式改变(例如增加水合作用,避免咖啡因、戒烟)、应用非处方产品(例如 Biotene ®、XyliMelts ®、无糖口香糖)和全身催涎剂(毛果芸香碱和西维美林)。在更严重的情况下,已使用全身性类固醇联合或不联合免疫抑制剂(例如羟氯喹),并且可能会中断或停止ICI 治疗。

6. 其他表现

一名非小细胞肺癌患者在接受 14 个月纳武利尤单抗治疗后出现了牙龈线性免疫球蛋白 A(IgA)疾病,表现为牙龈肿胀、脱屑和白色斑块样改变。而后治疗过程中又出现了绿色链球菌败血症,在使用抗生素联合泼尼松治疗后,病情得以控制。在接受 ICI 治疗的患者中,也有 1.2%～3.6% 报告有味觉障碍,尽管迄今为止没有任何出版物进一步描述这种潜在的 irAE。

三、小　结

对于大部分免疫相关性胃肠道不良事件,单药激素治疗能够很好地控制。常见症状等级基本在 2 级以下,很少见 3 级的,且单药激素效果都可。停药指征:出现 1 级不良反应,继续 ICI 治疗;出现 2～3 级不良反应,先暂停 ICI 治疗,等症状缓解后考虑重新使用 ICI 治疗；出现 4 级不良反应，要永久性停药。对于在家服药的患者，一定要注意，即使看到症状缓解也不能突然停药，要逐步减量，慢慢停药。

参考文献

［1］Thompson JA. New NCCN guidelines：recognition and management of immunotherapy-related toxicity. J Natl Compr Canc Netw，2018，16（5S）：594-596.

［2］Thompson JA，Schneider BJ，Brahmer J，et al. Management of immunotherapy- related toxicities，version 1. 2019. J Natl Compr Canc Netw，2019，17（3）：255-289.

［3］Puzanov I，Diab A，Abdalla HK，et al. Managing toxicities associated with immune checkpoint inhibitors：consensus recommendations from the Society for Immunotherapy of Cancer（SITC）Toxicity Management Working Group. J Immunother Cancer，2017，5（1）：95.

［4］中国临床肿瘤学会.免疫检查点抑制剂相关的毒性管理指南.北京：人民卫生出版社，2019.

［5］Cramer P，Bresalier RS. Gastrointestinal and hepatic complications of immune checkpoint inhibitors. Curr Gastroenterol Rep，2017，19（1）：3.

［6］Basch E. The missing voice of patients in drug-safety reporting. N Engl J Med，2010，362（10）：865-869.

［7］Atkinson TM，Li Y，Coffey CW，et al. Reliability of adverse symptom event reporting by clinicians. Qual Life Res，2012，21（7）：1159-1164.

［8］Mendoza TR，Dueck AC，Bennett AV，et al. Evaluation of different recall periods for the US National Cancer Institute's PROCTCAE. Clin Trials，2017，14（3）：255-263.

［9］Villadolid J，Amin A. Immune checkpoint inhibitors in clinical practice：update on management of immune-related toxicities. Transl Lung Cancer Res，2015，4（5）：560-575.

［10］Weber JS，Kähler KC，Hauschild A. Management of immune-related adverse events and kinetics of response with ipilimumab. J Clin Oncol，2012，30

(21):2691-2697.

[11] Weber JS, Postow M, Lao CD, et al. Management of adverse events following treatment with anti-programmed death-1 agents. Oncologist, 2016, 21 (10):1230-1240.

[12] Weber JS, Yang JC, Atkins MB, et al. Toxicities of immunotherapy for the practitioner. J Clin Oncol, 2015, 33(18):2092-2099.

[13] Hillock NT, Heard S, Kichenadasse G, et al. Infliximab for ipilimumab-induced colitis: a series of 13 patients. Asia Pac J Clin Oncol, 2017, 13(5):e284-e290.

[14] Bergqvist V, Hertervig E, Gedeon P, et al. Vedolizumab treatment for immune checkpoint inhibitor-induced enterocolitis. Cancer Immunol Immunother, 2017, 66(5):581-592.

[15] Mitchell KA, Kluger H, Sznol M, et al. Ipilimumab-induced perforating colitis. J Clin Gastroenterol, 2013, 47(9):781-785.

[16] Spain L, Diem S, Larkin J. Management of toxicities of immune checkpoint inhibitors. Cancer Treat Rev, 2016(44):51-60.

[17] Khalil J, Bensaid B, Elkacemi H, et al. Venous thromboembolism in cancer patients: an underestimated major health problem. World J Surg Onco, 2015(13):204.

[18] Naidoo J, Page DB, Li B T, et al. Toxicities of the anti-PD-1 and anti-PD-L1 immune checkpoint antibodies. Ann Oncol, 2015, 26(12):2375-2391.

[19] Larkin J, Chiarion-Sileni V, Gonzalez R, et al. Efficacy and safety in key patient subg roups of nivolumab (NIVO) alone or combined with ipilimumab (IPI) versus IPI alone in treatment-naive patients with advanced melanoma (MEL) (CheckMate 067). Eur J Cancer, 2015, 51:S664-S665.

[20] Johncilla M, Misdraji J, Pratt DS, et al. Ipilimumab-associated hepatitis: clinicopathologic characterization in a series of 11 cases. Am J Surg Pathol, 2015, 39(8):1075-1084.

[21] Kim KW, Ramaiya NH, Krajewski KM, et al. Ipilimumab associated hepatitis: imaging and clinicopathologic findings. Invest New Drugs, 2013, 31 (4):1071-1077.

[22] Martins F, Sykiotis GP, Maillard M, et al. New therapeutic perspectives to manage refractory immune checkpoint-related toxicities. Lancet Oncol, 2019, 20 (1): e54-e64.

[23] US Department of Health and Human Services,the National Institutes of Health,National Cancer Institute. Common terminology criteria for adverse events (CTCAE v5.0). (2017-11-27)[2020-10-02]. https://evs.nci.nih.gov//ftp1/CTCAE/ CTCAE_5.0/.

[24] Sangro B,Chan SL,Meyer T,et al. Diagnosis and management of toxicities of immune checkpoint inhibitors in hepatocellular carcinoma. J Hepatol,2020,72 (2):320-341.

[25] El-Khoueiry AB,Sangro B,Yau T,et al. Nivolumab in patients with advanced hepatocellular carcinoma (CheckMate 040): an open-label, non-comparative,phase 1/2 dose escalation and expansion trial. Lancet,2017,389 (10088):2492-2502.

[26] 彭智,袁家佳,王正航,等. ASCO/NCCN 免疫治疗毒性管理指南[J]. 肿瘤综合治疗电子杂志,2018,4(2):38-47.

[27] 赵静,苏青霞.《CSCO 免疫检查点抑制剂相关的毒性管理指南》解读: 对比 NCCN 免疫治疗相关毒性管理指南[J]. 实用肿瘤杂志,2020,35(1): 11-15.

[28] Xu Y,Wen N,Sonis ST,et al. Oral side effects of immune checkpoint inhibitor therapy (ICIT): an analysis of 4683 patients receiving ICIT for malignancies at Massachusetts General Hospital, Brigham & Women's Hospital,and the Dana-Farber Cancer Institute,2011 to 2019. Cancer,2021,127 (11):1796-1804.

[29] Bhattacharyya I,Chehal H,Migliorati C. Severe oral erosive lichenoid reaction to pembrolizumab therapy. Oral Surgery, Oral Medicine, Oral Pathology and Oral Radiology,2020,130(5):e301-e307.

[30] Coleman E,Ko C,Dai F,et al. Inflammatory eruptions associated with immune checkpoint inhibitor therapy: a single-institution retrospective analysis with stratification of reactions by toxicity and implications for management. J Am Acad Dermatol,2019,80(4):990-997.

[31] Haug V,Behle V,Benoit S,et al. Pembrolizumab-associated mucous membrane pemphigoid in a patient with Merkel cell carcinoma. Brit J Dermatol,2018,179(4):993-994.

[32] Naidoo J,Schindler K,Querfeld C,et al. Autoimmune bullous skin disorders with immune checkpoint inhibitors targeting PD-1 and PD-L1. Cancer

Immunol Res,2016,4(5):383-389.

[33] Lederhandler MH, Ho A, Brinster N, et al. Severe oral mucositis: a rare adverse event of pembrolizumab. J Drugs Dermatol,2018,17(7):807-809.

[34] Cao S, Rohani P, Nazarian RM, et al. A 65-year-old male with primary central nervous system diffuse large b-cell lymphoma on nivolumab with oral mucositis and targetoid plaques. Dermatopathology (Basel),2017,4 (1-4):13-17.

[35] Utsunomiya A, Oyama N, Iino S, et al. A case of erythema multiforme major developed after sequential use of two immune checkpoint inhibitors, nivolumab and ipilimumab, for advanced melanoma: possible implication of synergistic and/or complementary immunomodulatory effects. Case Rep Dermatol,2018,10(1):1-6.

[36] Keerty D, Koverzhenko V, Belinc D, et al. Immune-mediated toxic epidermal necrolysis. Cureus,2020,12(8):e9587.

[37] Cai ZR, Lecours J, Adam JP, et al. Toxic epidermal necrolysis associated with pembrolizumab. J Oncol Pharm Pract,2020,26(5):1259-1265.

[38] Navazesh M, Kumar SK. Measuring salivary flow. J Am Dent Assoc, 2008,139:35S-40S.

[39] Ramos-Casals M, Maria A, Suárez-Almazor ME, et al. Sicca/ Sjögren's syndrome triggered by PD-1/PD-L1 checkpoint inhibitors. Data from the International ImmunoCancer Registry (ICIR). Clin Exp Rheumatol,2019, 118(3):114-122.

[40] Jonna S, Neiders M, Lakshmanan S, et al. Linear IgA disease of the gingiva following nivolumab therapy. J Immunother,2019,42(9):345-347.

[41] Vigarios E, Epstein JB, Sibaud V. Oral mucosal changes induced by anticancer targeted therapies and immune checkpoint inhibitors. Support Care Cancer,2017,25(5):1713-1739.

[42] Xu Y, Wen N, Sonis ST, et al. Oral side effects of immune checkpoint inhibitor therapy (ICIT): an analysis of 4683 patients receiving ICIT for malignancies at Massachusetts General Hospital, Brigham & Women's Hospital, and the Dana-Farber Cancer Institute,2011 to 2019. Cancer,2021,127 (11):1796-1804.

第十一章

免疫治疗内分泌系统不良事件

不同于其他由免疫治疗引起的 irAE,内分泌系统 irAE 进展往往不可逆。这要求我们尽早识别该类疾病的发生,尽可能延缓疾病进展。

内分泌腺负责释放激素,可以影响不同位置细胞的功能。由于只需要极少量的激素就能有效地控制目标生理系统,所以维持每日基本生理活动所需的激素量波动于微克与毫克之间。激素水平的调节通常是通过负反馈机制来维持的,即激素的释放受靶器官或组织调控,使机体内环境趋于稳态。

影响免疫治疗的主要内分泌器官有垂体、甲状腺和肾上腺。脑垂体由两个不同的区域组成即前脑垂体和后脑垂体,其活动主要受下丘脑的影响。垂体前叶的分泌由下丘脑释放激素和下丘脑抑制激素控制。这些激素是由下丘脑根据传入信号和目标器官激素循环水平的反应产生的。下丘脑激素通过专门的毛细血管网络输送到垂体前叶。垂体后叶的分泌是通过下丘脑与垂体后叶之间的神经信号网络控制的。垂体前叶分泌的激素主要有生长激素、促肾上腺皮质激素(adrenocorticotrophic hormone,ACTH)、促甲状腺激素(thyroid stimulating hormone,TSH)、催乳激素和促性腺激素;垂体后叶分泌的激素有垂体后叶加压素和催产素。ACTH 通过肾上腺皮质刺激糖皮质激素和雄激素的产生,而 TSH 调节甲状腺激素的分泌,主要是甲状腺素(T_4)和三碘甲状腺原氨酸(T_3)。它们有助于调节新陈代谢,是机体正常功能所必需的。

由于内分泌系统的正常运行涉及调节系统与靶器官之间的相互作用,单个腺体的炎症不仅会导致受影响器官本身的功能障碍,而且会导致下游靶器官的功能障碍。例如,虽然垂体炎引起头痛,且很少引起视野缺损,但由于垂体对肾上腺皮质、甲状腺和其他器官/腺体都有影响,所以其潜在的症状范围是多种多样的。性腺功能障碍也可能与免疫检查点封锁有关,如调查垂体调节卵巢和睾丸功能时,发现睾酮缺乏。虽然多个系统可能同时受到影响,但患者完全有可能只有单个腺体障碍表现,例如,纯粹的甲状腺或肾上腺症状,这取决于炎症部位。免疫检查点阻断,特别是单独或联合抗 CTLA-4 阻断 PD-1/PD-L1 通路,也与自身免疫性 1 型糖尿病的诱导有关(尽管其并不常见),在一些病例中表现为糖尿病酮症酸中毒。

一、流行病学及机制

5%~10%的患者接受 CTLA-4 单抗及 PD-1/PD-L1 单抗治疗后出现内分泌相关毒副作用。免疫治疗导致内分泌疾病的确切机制仍不清楚。人类 CTLA-4 基因的多态性增加了自身免疫疾病的易感性,如 1 型糖尿病。这些研究表明,CTLA-4 在发育过程免疫介导的内稳态中发挥作用(如中枢耐受),但在成人中诱导自身免疫的机制可能截然不同。例如,阻断 CTLA-4 可以破坏调节性 T 细胞的功能,导致外周耐受缺失。有限的临床数据显示,单克隆抗体(如伊匹木单抗)可以增加现有的自身抗体滴度,理论上可能产生免疫相关内分泌毒性。

尽管导致器官破坏的机制可能不同,但 ICI 诱导的内分泌疾病的潜在临床病征可以参考原发性内分泌自身免疫综合征的临床表现。例如,原发性淋巴细胞性垂体炎是一种罕见的自身免疫性疾病,这是由于 T 淋巴细胞、巨噬细胞和浆细胞浸润导致垂体功能障碍。ACTH 减少可能是最早也是最常见的激素紊乱。据报道,在 CTLA-4 阻断后的垂体炎中,60%~100%患者的 ACTH 和 TSH 分泌受到影响,而 83%~87%男性患者性腺功能减退。虽然其机制尚未完全明确,但 CTLA-4 阻断可能引起 T 细胞介导的垂体破坏,从而导致垂体炎;CTLA-4 也可能在垂体中异位表达,导致补体激活(固定),并在伊匹木单抗结合内分泌细胞后产生炎症。其他不太常见的内分泌系统 irAE 的作用机制还不明确,无法用自身免疫功能障碍的机制进行阐述。

PD-1 通路在介导外周免疫耐受和减轻炎症中发挥重要作用。而 PD-1/PD-L1 抑制剂相关内分泌疾病的机制尚不清楚。

二、临床表现和诊断干预

内分泌系统 irAE 的常见症状有消瘦、肥胖、高血糖、低体温、疲劳、乏力等。

内分泌相关毒副反应的症状表现多种多样,可能仅表现为甲状腺功能不全所致乏力,亦可能为危及生命的肾上腺危象。内分泌相关毒副作用一般于治疗后第 7~10 周开始出现。PD-1 抑制剂单药相关内分泌毒性通常在治疗后第 10~24 周出现,而伊匹木单抗治疗相关内分泌毒性(如垂体炎)最早可能出现在第 7~8 周,但联合治疗内分泌毒性显著提前,平均在第 12 周。

(一)甲状腺相关毒性

甲状腺功能障碍是最常见的 ICI 诱发内分泌疾病,在实验室通常通过 TSH 和 T_4 测试被检测出。

甲状腺功能障碍的发生率因 ICI 方案的不同而不同:甲状腺功能障碍的发生率在接受抗 CTLA-4 单药治疗的黑色素瘤患者中最低(1%~5%);而在接受抗 PD-1 单药治疗(5%~10%)或联合治疗(高达 20%)的患者中较高。甲状腺毒性发作的中位时间通常少于 3 个月,但个别报道显示有相当大的变异性,有些病例在停药数年后出现甲状腺毒性发作。ICI 治疗后出现的甲状腺功能亢进通常是短暂的,通常由甲状腺细胞破坏引起,之后会导致甲状腺功能减退,而不是由免疫治疗诱导的 Graves 病引起。

甲状腺功能异常包括甲状腺功能减退、甲状腺功能亢进及甲状腺炎等。甲状腺功能减退主要表现为乏力、面色苍白、体重增加、毛发脱落、畏寒、记忆力减退、反应迟钝、心动过缓、厌食等,亦可无临床症状,伴随 TT_4、TT_3、FT_4、FT_3 降低。甲状腺功能亢进主要表现为食欲亢进、排便次数增多(但大便性状无改变)、体重降低、低热、心悸、心动过速、失眠、情绪易激动,亦可无临床症状,尤其在服用 β 受体阻滞剂的患者;查体可发现甲状腺肿大;实验室检查可发现 TSH 降低,FT_3、FT_4 升高(见图 11-1)。

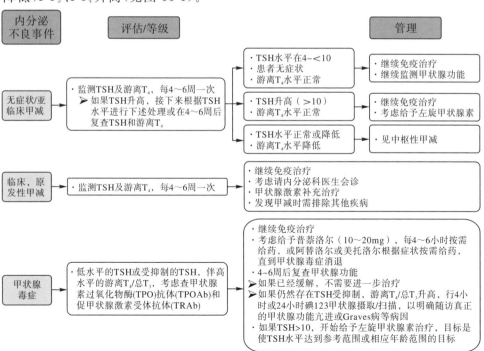

图 11-1　甲状腺相关毒性处理

甲状腺功能减退或亢进：

G_1（无症状）：只需临床或诊断性观察；暂无须治疗。

G_2（有症状）：需要行甲状腺激素替代疗法（甲状腺功能减退）或甲状腺激素抑制治疗（甲状腺功能亢进）；影响使用工具性日常生活活动。

G_3（严重症状）：个人自理能力受限；需要住院治疗。

G_4（危及生命）；需要紧急干预。

ICI 引起的甲状腺功能异常很少超过 2 级，通过及时检查以及对症或替代治疗，极少引起致死性甲状腺危象。

（二）垂体相关毒性

在接受抗 PD-1 治疗的患者中，下垂体炎相对少见（0.5％）；在接受抗 CTLA-4 和联合 ICI 治疗的患者中，下垂体炎的发病率分别为 3.9％和 7.7％，发病时间为 9～25.8 周。

下垂体炎影响腺垂体激素的分泌，包括促 ACTH、TSH、卵泡刺激素（follicle-stimulating hormone，FSH）、黄体生成素（luteinizing hormone，LH）、生长激素、泌乳素等，并产生相应的激素缺乏症状，包括乏力、关节疼痛、行为改变、性欲减退、肌无力、头痛、眩晕、恶心等，还有可能出现低血压、嗜睡、意识不清等。实验室检查可表现为垂体功能减退、中枢性甲状腺功能减退、中枢性肾上腺功能不足及低促性腺激素引起的性腺功能减退，常合并糖尿病和尿崩症。下垂体炎由于缺乏特异性症状表现，所以经常被漏诊。与临床症状相比，血清 TSH 值能更早地提示毒副反应的发生，因此需定期评估甲状腺功能。同时，对任何疑似病例，均应进行垂体激素轴测定。垂体 MRI 的检查有助于免疫治疗后下垂体炎的诊断。MRI 典型表现为垂体增大，可见结节形成。

垂体炎是伊匹木单抗导致的常见内分泌系统疾病，但如果没有及时发现或者尽早干预，可能导致致死性的严重后果。下垂体炎通常为不可逆的毒副反应，因此对确诊下垂体炎患者，应立即暂停免疫治疗直至急性症状消失和激素替代治疗开始，例如左旋甲状腺素等。对有症状的下垂体炎，首选类固醇激素治疗，若出现血流动力学异常，应选择静脉注射。对所有疑似下垂体炎的患者，均应行垂体 MRI 检查。

（三）糖尿病

ICI 诱导的 1 型糖尿病（T1DM）以及 2 型糖尿病（T2DM）恶化虽然罕见，但在接受 ICI 治疗的患者（糖尿病发生率<1％）中有文献报道，有几个病例报告强调有发生危及生命的糖尿病酮症酸中毒（diabetic ketoacidosis，DKA）的倾向。根据最近的系统回顾，大多数 ICI 相关的 TDM 发生于抗 PD-1 单药治疗的

癌症患者,15%发生于联合治疗的患者,只有3%的病例与抗CTLA-4单药治疗相关。ICI相关糖尿病的发病范围从首次使用ICI后的几周到一年不等,其中接受联合治疗的患者发病最早。

糖尿病患者主要表现为多尿、口渴、体重下降、恶心呕吐。实验室检查可发现血糖升高、糖化血红蛋白升高、胰岛素和C肽降低、尿酮体阳性。对于免疫相关血糖增高,关键是胰岛素替代治疗;不推荐使用类固醇激素,因为其会加重糖代谢紊乱。

G_1:空腹血糖<8.9mmol/L。

G_2:空腹血糖8.9~13.9mmol/L。

G_3:空腹血糖13.9~27.8mmol/L,需要住院治疗。

G_4:空腹血糖>27.8mmol/L,危及生命。

为了监测糖尿病,在每次给药前,应将血糖水平作为基本或综合代谢组的一部分进行常规评估。如果患者出现新发高血糖,则需额外检测C肽水平、谷氨酸脱羧酶(GAD)和抗胰岛酶的存在情况。通过检测抗胰岛细胞抗体(ICA)可以区分T1DM和T2DM。为了评估患者是否患有DKA,护理团队通常会要求进行基本的代谢检查(密切关注钾、二氧化碳和负离子间隙的水平),并检测血红蛋白A1C、血气、尿酮和血清羟基丁酸水平。

对于糖尿病患者,主要通过改变饮食和注射胰岛素来控制血糖,尤其是T1DM患者。不建议使用糖皮质激素治疗,因为糖皮质激素有升高血糖的作用,并且也缺乏关于糖皮质激素改善针对细胞的免疫反应的数据。若出现糖尿病而无DKA,没有明显症状,则可继续免疫治疗,每次给药连续检测血糖;如果需要,改变饮食和生活方式,根据学会指南进行药物治疗。若糖尿病同时出现DKA,则应暂停免疫治疗,直至DKA缓解;并且立即住院治疗,在住院部医护团队和(或)内分泌专家指导下使用胰岛素(见图11-2)。

(四)肾上腺相关毒性

原发性肾上腺功能不全的发生率很低,激素的测定(肾上腺皮质激素降低、ACTH增高)是原发性肾上腺功能不全与下垂体炎鉴别的关键。

糖皮质激素减少减弱了对促黑素细胞激素及ACTH的负反馈抑制作用,引起促黑素细胞激素和促肾上腺皮质激素过度分泌,使皮肤变黑、皮肤色素沉着。糖皮质激素是体内重要的胰岛素拮抗激素。糖皮质激素增高可增加胰岛素抵抗和影响骨骼肌对葡萄糖的摄取和利用,抑制脂肪细胞对葡萄糖的摄取,此外还可直接抑制胰岛β细胞的功能,使胰岛素分泌减少,最终使血糖升高。

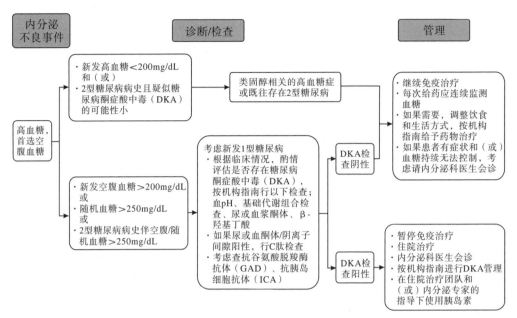

图 11-2 糖尿病处理

醛固酮及肾上腺素分泌减少会导致患者出现体位性低血压、眩晕、昏厥，甚至发生休克。如果出现这些症状，要考虑评估肾上腺功能（ACTH 和皮质醇激素）。原发性肾上腺皮质功能减退患者表现为发热、厌食、恶心呕吐、神志淡漠、嗜睡、萎靡等。急性肾上腺功能不全（肾上腺危象）是最危急的症状之一，主要表现为脱水、低血压、电解质紊乱。肾上腺危象患者需急诊住院并尽快静脉使用类固醇激素治疗。从目前临床研究看，原发性肾上腺皮质功能减退并不多见，但通过临床医师密切观察及对症处理，通常可以鉴别并及早干预。

肾上腺功能不全患者可能需要继续使用替代剂量的类固醇。原发性肾上腺功能不全患者也可能需要用氟氢化可的松等药物替代盐皮质激素。在内分泌科医生的协助下，通常可以随着时间的推移将泼尼松（或氢化可的松）的剂量逐渐减少至最低有效剂量和时间表（例如，在早晨和晚上分开剂量）。建议所有患者佩戴诊断肾上腺功能不全的医疗警示手环或项链，以便在发生急性疾病时可以及时发现并做出反应，考虑到肾上腺危重症的潜在致命后果，可以使用应激剂量类固醇（见图 11-3）。

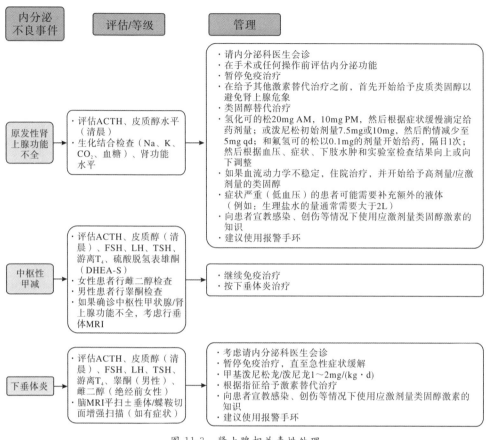

图 11-3　肾上腺相关毒性处理

参考文献

[1] Weber JS, Postow M, Lao CD, et al. Management of adverse events following treatment with anti-programmed death-1 agents. Oncologist, 2016, 21 (10): 1230-1240.

[2] Callahan MK, Wolchok JD. At the bedside: CTLA-4- and PD-1-blocking antibodies in cancer immunotherapy. J Leukocyte Biol, 2013, 94 (1): 41-53.

[3] Hughes J, Vudattu N, Sznol M, et al. Precipitation of autoimmune diabetes with anti-PD-1 immunotherapy. Diabetes Care, 2015, 38 (4): e55-e57.

[4] Martin-Liberal J, Furness AJ, Joshi K, et al. Anti-programmed cell

death-1 therapy and insulin-dependent diabetes：a case report. Cancer Immunol Immun，2015，64（6）：765-767.

［5］胡胜. 临床肿瘤免疫治疗学. 武汉：湖北科学技术出版社，2020.

［6］Ryder M，Callahan M，Postow MA，et al. Endocrine-related adverse events following ipilimumab in patients with advanced melanoma：a comprehensive retrospective review from a single institution. Endocrine-related Cancer，2014，21（2）：371-381.

［7］Harding FA，Stickler MM，Razo J，et al. The immunogenicity of humanized and fully human antibodies：residual immunogenicity resides in the CDR regions. MAbs，2010，2（3）：256-265.

［8］Bellastella A，Bizzarro A，Coronella C，et al. Lymphocytic hypophysitis：a rare or underestimated disease? Eur J Endocrinol，2003，149（5）：363-376.

［9］Mahzari M，Liu D，Arnaout A，et al. Immune checkpoint inhibitor therapy associated hypophysitis. Clinical Medicine Insights. Endocrinology and Diabetes，2015，8：21-28.

［10］Iwama S，Deremigis A，Callahan MK，et al. Pituitary expression of CTLA-4 mediates hypophysitis secondary to administration of CTLA-4 blocking antibody. Sci Transl Med，2014，6（230）：230-245.

［11］Hodi FS，O'day SJ，Mcdermott DF，et al. Improved survival with ipilimumab in patients with metastatic melanoma. New Engl J Med，2010，363（8）：711-723.

［12］Larkin J，Chiarion-Sileni V，Gonzalez R，et al. Combined nivolumab and ipilimumab or monotherapy in untreated melanoma. New Engl J Med，2015，373（1）：23-34.

［13］Naidoo J，Page DB，Li BT，et al. Toxicities of the anti-PD-1 and anti-PD-L1 immune checkpoint antibodies. Ann Oncol，2015，26（12）：2375-2391.

［14］Gupta K，Afonin KA，Viard M，et al. Bolaamphiphiles as carriers for siRNA delivery：from chemical syntheses to practical applications. J Control Release，2015，213：142-151.

［15］Naidoo J，Page DB，Li BT，et al. Thyroid dysfunctions secondary to cancer immuno-therapy. J Endocrinol Investig，2018，41（6）：625-638.

［16］Sznol M，Postow MA，Davies MJ，et al. Endocrine-related adverse events associated with immune checkpoint blockade and expert insights on their management. Cancer Treat Rev,2017,58:70-76.

[17] Torino F,Corsello SM,Salvatori R. Endocrinological side-effects of immune checkpoint inhibitors. Curr Opin Oncol,2016,28(4):278-287.

[18] Faje A, Reynolds K, Zubiri L, et al. Hypophysitis secondary to nivolumab and pembrolizumab is a clinical entity distinct from ipilimumab-associated hypophysitis. Eur J Endocrinol,2019,181(3):211-219.

[19] Eggermont AMM, Chiarion-Sileni V, Grob JJ, et al. Prolonged survival in stage III melanoma with ipilimumab adjuvant therapy. New Engl J Med,2016,375(19):1845-1855.

[20] Mellati M,Eaton KD,Brooks-Worrell BM,et al. Anti-PD-1 and Anti-PDL-1 monoclonal antibodies causing type 1 diabetes. Diabetes Care,2015,38(9):e137-e138.

[21] Godwin JL,Jaggi S,Sirisena I,et al. Nivolumab-induced autoimmune diabetes mellitus presenting as diabetic ketoacidosis in a patient with metastatic lung cancer. J Immunother Cancer,2017,5:40.

第十二章

免疫治疗神经系统及眼部不良事件

免疫检查点抑制剂（ICI）所引起的神经系统不良反应并不多见，发生率在0.1%～12%左右，所引起的不良反应根据部位和机制可以分为中枢神经系统相关不良反应、周围神经系统相关不良反应、眼毒性反应和CAR-T相关细胞神经毒性反应等。神经系统相关不良反应的诊断不仅需要充足的临床体征，而且需要广泛结合影像学、脑电图、肌电图、脑脊液检测等。神经系统相关不良反应尽管并不多见，但是一旦病情严重，往往提示预后不佳。对于此类神经系统不良反应严重病例，有必要及时停用ICI，在口服的基础上静脉应用大剂量糖皮质激素或丙种球蛋白冲击治疗，同时还需相应的器官支持治疗。

一、流行病学

当前，临床上最常见的ICI有细胞毒性T淋巴细胞相关蛋白4（CTLA-4）、程序性细胞死亡蛋白1（PD-1）和程序性细胞死亡配体1（PD-L1）抑制剂。相关的临床研究数据表明，在极少数情况下，ICI治疗会导致神经系统irAE。这些不良事件包括但不限于头痛、脑炎、神经病变、重症肌无力和肌炎等，程度从轻微（1～2级）到严重（3～4级）不等。然而，由于癌症本就可以引发疲劳和乏力，所以此类症状常被忽略。

最新的一些研究结果显示，神经系统irAE的发生率较低，但在接受联合治疗（如伊匹木单抗联合纳武利尤单抗）的患者中更为常见。有系统综述总结59项临床试验后提示，抗CTLA-4患者的神经系统irAE总发生率为3.8%，抗PD-1患者的神经系统irAE总发生率为6.1%，联合CTLA-4＋PD-1患者的神经系统irAE总发生率为12%。这些事件大多为1级或2级，以头痛等非特异性症状为特征。而严重毒性（即3～4级irAE）的发生率在抗CTLA-4治疗患者中为0.7%，在抗PD-1治疗患者中为0.4%，在CTLA-4＋PD-1联合治疗患者中为 0.7％。在有些报告中,3～4 级神经系统 irAE 的发生率也低于 1％。

尽管根据这些报道,神经系统 irAE 的发生率远低于其他系统的 irAE,但由于其可能存在漏诊与误诊,所以我们有理由怀疑现有数据低估了其真实发生率。另外值得注意的是,尽管严重的神经毒性事件(例如重症肌无力导致的呼吸功能障碍)可能并不常见,但是其一旦发生就极其凶险,因为它们可以迅速进展而导致患者预后不佳。然而,如果这些症状早期被识别并加以控制,则其影响往往可以被最小化,为患者继续相应的免疫治疗提供可能。

二、临床表现和诊断干预

(一)周围神经系统相关毒性

免疫治疗最常见的神经系统 irAE 为外周神经肌肉并发症。其中,重症肌无力是 PD-1 免疫检查点抑制剂最为常见的神经系统 irAE。格林-巴利综合征是周围神经系统的另一种严重的 irAE。与格林-巴利综合征相比,多发性单神经病变的报道较少。总的来说,免疫诱导的肌肉疾病患者中最常见的症状有近端或全身性肢体无力、上睑下垂或复视和肌肉疼痛等。呼吸困难、吞咽困难或构音障碍发生的频率较低。肌肉活检可能是鉴别重症肌无力患者和坏死性肌病患者的一个有用的诊断工具。除重症肌无外,肌炎还可伴有心肌炎。

肌病可以是局灶性的,有时只涉及一块肌肉。

周围神经系统(peripheral nervous system. PNS)并发症的评估主要依靠电诊断、血清学试验和影像学的结合。电诊断主要包括神经传导试验和肌电图,最好由熟悉免疫不良事件的神经内科专家进行,以增加诊断准确率。通过重复神经刺激的神经传导试验可以测试神经肌肉接头(neuromuscular junction,NMJ)功能障碍情况。通过肌电图可以检测是否存在神经或肌肉疾病。由于 PNS 综合征互相重叠的情况比较多见,所以建议对出现运动相关外周神经不良反应的患者进行 NMJ 功能障碍和肌病及血清肌酸激酶筛查。此外,考虑到免疫相关 NMJ 疾病或肌病的潜在严重性,对于出现免疫相关 NMJ 疾病或肌病的患者,应使用血清肌钙蛋白和心电图进行心肌炎筛查。

(二)中枢神经系统相关毒性

与周围神经系统的症状相比,中枢神经系统 irAE 的表现更为罕见。中枢神经系统的症状,如头痛、疲劳、头晕或意识混乱等不具有特异性。因此,可以假设有许多中枢神经系统 irAE 未被报道。2017 年,Larkin 等报告了在纳武利尤单抗联合伊匹木单抗的临床研究中发现的 6 例脑炎病例。Kao 等则在其单中心、回顾性队列研究中报告了 10 例(3％)神经系统不良事件,其中 3 例为中枢神经系统症状。此外,脑膜炎、横贯行脊髓炎等也多有报道。

中枢神经系统疾病的评估主要依靠头部和脊髓成像以及脑脊液(CSF)分析。头部成像(CT 或 MRI)应在腰椎穿刺前进行,以排除可能导致疝的肿块病变,因为腰椎穿刺可导致硬膜强化。与 CT 相比,MRI 在检测许多异常方面具有更高的敏感性。建议使用对比剂进行脑部 MRI 检查,以评估软脑膜和(或)厚脑膜强化,以及中枢神经系统有无转移、脑炎、血管炎和脱髓鞘的证据。通过头部 CT 检查可以评估脑水肿、脑卒中和出血情况,但其不太可能显示软脑膜或厚壁结膜炎症。如果无法对大脑进行 MRI 检查,则最好使用对比剂进行头部 CT 检查。鉴于头部 CT 可以快速获得(而非 MRI),在更为急性的表现中,也可能需要头部 CT 而非 MRI。

表 12-1　中枢与周围神经系统不良事件分类与管理表

分类	症状	治疗
ICI 的中枢神经系统 irAE	脑炎	疾病处理需要先根据严重程度分级进行评估,严重程度分级可分为 G_1 级－G_4 级: ·对 G_1 级,建议维持 ICI 治疗,开始诊断流程,如无好转或症状恶化,永久停用 ICI; ·对 G_2 级,可暂维持 ICI 治疗,密切监测症状及体征,除外病毒或细菌感染(除外感染前可经验性应用抗病毒药物或抗菌药物); ·对 G_3 级－G_4 级患者,应永久停用 ICI,后应用大剂量糖皮质激素[$0.5mg/(kg \cdot d)$]
	脑膜炎	除外细菌或病毒感染后应用大剂量糖皮质激素
	横贯性脊髓炎	可予以大剂量糖皮质激素治疗,如激素治疗无效,可考虑 IVIG 或血浆置换
ICI 的周围神经系统 irAE	多发单神经病	·对 G_1 级,建议低剂量维持 ICI 治疗,观察临床症状变化; ·对 G_2 级,建议暂停 ICI 治疗,监测症状变化或应用糖皮质激素[$0.5mg/(kg \cdot d)$],并予以对症治疗; ·对 G_3 级,建议住院治疗,暂停 ICI 治疗,并应用大剂量糖皮质激素[$2mg/(kg \cdot d)$]
	格林-巴利综合征	首选大剂量糖皮质激素治疗,警惕治疗初期症状变化;如无改善,可选用血浆置换或 IVIG;自主神经功能障碍或呼吸功能障碍的程度决定了是否需入住 ICU 进行治疗
	重症肌无力	停用 ICI 治疗,建议予以大剂量糖皮质激素治疗,并予以嗅比斯的明对症治疗;如初始治疗无效,可采用 IVIG 或血浆置换
	肌炎	予以大剂量糖皮质激素治疗,如有呼吸肌受累,需密切监测血氧,警惕可能的心肌受累

(三)眼毒性

目前的研究和数据提示,ICI 的最常见的眼毒性是干眼症和葡萄膜炎。其他报告的毒性类型包括睑缘炎、结膜炎、角膜炎、角膜沉积物和葡萄膜积液。眼科医生的常规检查对免疫治疗相关眼毒性的筛查有益。眼部症状可能因特定毒性及每位患者的基线眼部健康状况而异,因此转诊给眼科医生的门槛应该相对较低。传统癌症疗法的眼科毒性我们已了解,包括睑缘炎、结膜炎和干眼症,以及许多不太常见的治疗特异性不良事件。因此,免疫疗法引起的毒性与其他癌症疗法引起的毒性之间存在显著重叠。免疫疗法相关的葡萄膜炎是一种独特的毒性,它可能是由免疫疗法靶向癌细胞的机制引起的。眼睛(特别是眼前节)作为身体中相对"免疫豁免"的部位,可以成为免疫细胞攻击的目标。对于免疫治疗引起的干眼症,应每天使用人工泪液润滑 2～4 次。根据严重程度,在睡前使用润滑凝胶或软膏,每天 1～2 次在闭合的眼睑上进行温热敷,可以每天添加一次类固醇滴眼液。葡萄膜炎通常需要用类固醇治疗,最常见的是滴眼剂,但有时也可以局部注射或全身给药(见图 12-1)。若出现严重的眼毒性,可能需要考虑停药,当然是否停药还要权衡治疗后癌症进展的可能性。鉴于仅根据症状难以精确地了解毒性,应咨询眼科医生。

眼毒性

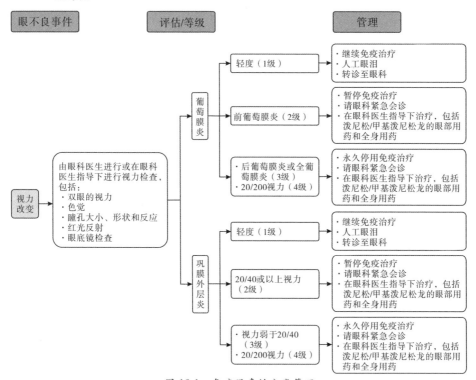

图 12-1 免疫眼毒性分类管理

(四)CAR-T 相关细胞神经毒性

近年来,嵌合抗原受体(CAR)T 细胞疗法受到临床医生和患者的广泛关注。在实验室中改变免疫细胞 T 细胞,其随后在体内发现并摧毁癌细胞。这对治疗某些类型的癌症非常有帮助。然而,CAR-T 细胞疗法在许多患者身上观察到的临床益处可能是有代价的。高达 1/3 的患者会出现与诱导强大的免疫效应反应直接相关的显著毒性,最常见的免疫介导毒性是细胞因子释放综合征(cytokine release syndrome,CRS)和免疫效应细胞相关神经毒性综合征(immune effector cell-associated neurotoxicity syndrome,ICANS)。CRS 通常以发烧和体质症状开始,如僵硬、不适和厌食;在严重病例中,CRS 患者表现为全身炎症反应的其他特征,包括低血压、缺氧和(或)器官功能障碍。然而,如果CRS 的症状和体征及时得到识别和处理,那么大多数患者的器官功能障碍是可以预防或可逆的。ICANS 患者通常表现为中毒性脑病,首先是发现单词困难、发育不良、失语症、精细运动技能受损和嗜睡;更严重的病例有癫痫、运动无力、脑水肿和昏迷等。大多数具有 ICANS 临床特征的患者会先有 CRS 症状。因此,CRS 可被视为 ICANS 的"发起事件"或辅助因子,ICANS 通常发生在CRS 症状消退后;与 CRS 类似,ICANS 在大多数无永久性神经功能障碍患者中是可逆的。

三、小 结

总的来说,排除由潜在肿瘤进展、癫痫发作、感染和代谢紊乱导致的神经系统损害是至关重要的。根据临床表现和中枢神经系统的影像学表现,神经传导检查和腰椎穿刺术可以辅助诊断。一旦发现相关神经毒性症状,建议尽早咨询专业神经内科医生。除轻度(1 级)神经系统症状外,在确定不良事件发生的原因之前,应该停止免疫治疗。对症状轻微者,应考虑使用泼尼松龙 $0.5 \sim 1 \mathrm{mg/kg}$。对有明显神经系统毒性的患者,应采取大剂量甾体类药物治疗,通过口服泼尼松龙($1 \sim 2 \mathrm{mg/kg}$)或者静脉注射等效药物。若症状无明显改善,尤其是大剂量激素或丙种球蛋白冲击治疗 3 天后,应给予英夫利妥昔单抗($5 \mathrm{mg/kg}$)治疗,而不是继续用激素冲击。若第一次英夫利妥昔单抗治疗后症状持续,可在初始剂量后两周重复给予第二剂量英夫利妥昔单抗($5 \mathrm{mg/kg}$)治疗。此外,血浆置换或静脉注射免疫球蛋白可用于治疗肌无力和格林-巴利综合征。

参考文献

［1］Larkin J,Hodi FS,Wolchok JD. Combined nivolumab and ipilimumab or monotherapy in untreated melanoma. N Engl J Med,2015,373:1270-1271.

［2］Spain L, Walls G, Julve M, et al. Neurotoxicity from immune-checkpoint inhibition in the treatment of melanoma:a single centre experience and review of the literature. Ann Oncol,2017,28:377-385.

［3］Kao JC, Liao B, Markovic SN, et al. Neurological complications associated with anti-programmed death 1 (PD-1) antibodies. JAMA Neurol, 2017,74:1216-1222.

［4］Zimmer L,Goldinger SM,Hofmann L,et al. Neurological,respiratory, musculoskeletal, cardiac and ocular side-effects of anti-PD-1 therapy. Eur J Cancer,2016,60:210-225.

［5］CuzzubboS, Javeri F, Tissier M, et al. Neurological adverse events associated with immune checkpoint inhibitors:review of the literature. Eur J Cancer,2017,73:1-8.

［6］Hodi FS, O'Day SJ, McDermott DF, et al. Improved survival with ipilimumab in patients with metastatic melanoma. N Engl J Med,2010,363: 711-723.

［7］Larkin J,Chiarion-Sileni V,Gonzalez R,et al. Combined nivolumab and ipilimumab or monotherapy in untreated melanoma. N Engl J Med,2015, 373:23-34.

［8］Kao JC,Brickshawana A,Liewluck T. Neuromuscular complications of programmed cell death-1 (PD-1) inhibitors. Curr Neurol Neurosci Rep,2018, 18:63.

［9］Kolb NA,Trevino CR,Waheed W,et al. Neuromuscular complications of immune checkpoint inhibitor therapy. Muscle Nerve,2018,58:10-22.

［10］Liewluck T, Kao JC, Mauermann ML. PD-1 inhibitor-associated myopathies:emerging immune-mediated myopathies. J Immunother, 2018, 41: 208-211.

［11］Shelly S,Paul P,Bi H,et al. Improving accuracy of myasthenia gravis autoantibody testing by reflex algorithm. Neurology,2020,95:e3002-e3011.

［12］ Giannoccaro MP，Paolucci M，Zenesini C，et al. Comparison of ice pack test and single-fiber EMG diagnostic accuracy in patients referred for myasthenic ptosis. Neurology，2020，95：e1800-e1806.

［13］ Yuen C，Kamson D，Soliven B，et al. Severe relapse of vaccine-induced Guillain-Barré syndrome after treatment with nivolumab. J Clin Neuromuscul Dis，2019，20：194-199.

［14］ Kao JC，Liao B，Markovic SN，et al. Neurological complications associated with anti-programmed death 1（PD-1）antibodies. JAMA Neurol，2017，74：1216-1222.

第十三章

免疫治疗运动系统不良事件

免疫系统激活导致的组织损伤或免疫相关不良事件（immune-related adverse events，irAE）几乎影响到所有器官，但是严重程度和发生概率各不相同。许多文献报道有结肠炎、肝炎、肺炎和其他 irAE，但鲜见报道以肌肉骨骼症状为表现的 irAE，其诊断和治疗也存在不确定性。因此，描述以肌肉骨骼症状为表现的 irAE 的临床特征、流行病学和相关管理措施，可以早发现、早干预，改善患者预后。

风湿性 irAE 通常表现为肌肉骨骼症状。过去 10 年中，ICI 的广泛应用为 irAE 的统计提供了重要参考，ICI 治疗引起的肌肉骨骼 irAE 统计资料主要来自于前瞻性和回顾性临床研究，包括炎性关节病（inflammatory arthropathy，IA）、风湿性多肌痛和肌炎。

一、流行病学

Ⅲ期临床试验分析显示，接受免疫治疗的部分患者会出现关节痛、关节炎、肌痛、肌炎等症状。然而，其发生的概率与接受化疗或安慰剂治疗的患者没有显著性差异。回顾性和前瞻性系列临床研究报道的肌肉骨骼 irAE 的发生率从 1.5％到 22％不等，表明肌肉骨骼 irAE 在临床试验中报道不足。许多临床试验忽略了肌肉骨骼 irAE，或只报告高级别和（或）频繁的不良事件（即在患者中发生率≥10％）。因此，还需要更多的工作来确定肌肉骨骼 irAE 的发生率，了解肌肉骨骼 irAE 的出现频率以便更好地评估风险。

二、临床表现和处理措施

（一）炎性关节炎

关节症状是接受 ICI 治疗患者最常见的肌肉骨骼症状。对 2017 年以来的文献进行系统回顾发现，在临床试验中接受 ICI 治疗的患者中，关节疼痛发生率的范围很广，为 $1\% \sim 43\%$。轻度关节痛是 ICI 治疗患者较为常见的症状，镇痛药对症治疗效果良好，不需要额外处理。然而，少数患者出现明显的疼痛，伴有炎症特征（如晨僵和关节肿胀），提示关节炎。据报道，关节炎的患病率不超过 7%。其临床表现不仅包括类风湿关节炎（rheumatoid arthritis，RA）样症状（包括手腕和手的对称多关节炎），还包括下肢少关节炎和银屑病关节炎的症状表现。患者接受 ICI 治疗后出现症状的中位时间不超过 3 个月。除类风湿因子（rheumatoid factor，RF）和（或）抗环瓜氨酸肽（anti-cyclic citrullinated peptide，CCP）抗体检测均呈阳性的符合标准的类风湿关节炎患者外，其他病例大多为血清阴性。

ICI 治疗引起的关节症状通常较轻或中度，大多数病例可继续接受治疗。在决定停止 ICI 治疗时还应考虑到合并的其他非风湿性 irAE 的严重程度。轻度关节痛患者只需要镇痛治疗，不需要专门的检查和风湿病学专科咨询。然而，表现为晨僵或非创伤性关节肿胀的新发剧烈关节疼痛患者应由风湿病专科治疗。对大多数 ICI 诱导的关节炎患者，可以使用低/中剂量的类固醇治疗，无须停止 ICI 治疗。

(二)风湿性多肌痛

典型的风湿性多肌痛（polymyalgia rheumatica，PMR）以近端肌肉疼痛为特征，通常不伴有明确的滑膜炎，累及上臂、颈部、肩部、臀部和大腿。常见的患者主诉有晨僵和疲劳。PMR 的基本特征有患者年龄超过 50 岁，炎症标志物增多，且缺乏典型的 RA 自身抗体。在迄今为止规模最大的前瞻性研究中，11/524 例开始 ICI 治疗的患者出现了新发 PMR 样综合征，估计患病率为 2.1%。一项对 210 名患者进行的前瞻性研究和梅奥诊所的大型回顾性研究数据表明，PMR 样综合征的患病率低于 1%。PMR 样综合征大多数出现在早期，在 ICI 治疗开始的几个月内。PMR 对剂量低于 20mg/d 的糖皮质激素反应良好，对类固醇药物良好而快速的反应可以帮助确诊。然而，有些病例仅有轻微的症状，并且仅对非甾体抗炎药（NSAIDs）有反应。综上所言，类固醇激素对大多数 ICI 诱导的 PMR 样综合征有良好的治疗效果。

(三)肌 炎

特发性炎性肌病（idiopathic inflammatory myopathies，IIM）以肌肉无力的临床体征为特征，神经生理学和组织病理学显示为肌肉炎症。典型的皮肌炎和某些自身抗体与癌症呈现很强的相关性，在这些病例中，通常使用"副肿瘤性肌炎"一词。近年来，癌症患者在接受 ICI 治疗后出现了一种以肌病/肌炎为特征的疾病。副肿瘤性肌炎与炎症性肌炎的鉴别有时很困难。前瞻性研究仅报道了个别由 ICI 诱发的肌炎,其患病率较低。与特发性肌炎相比,ICI 诱发的肌炎具有非典型性特征,患者死亡风险较高,提示这是最严重的肌肉骨骼 irAE。在 Nguyen 等最近的一项研究中,大多数患者为男性,年龄>63 岁;此外,在开始 ICI 治疗后,很快就会出现肌炎,中位时间约为 4 周,与 22.3% 的病死率相关,大约 95% 的患者需要住院治疗,大多数情况下需要停止 ICI 治疗。在11.3%和11.9%的病例中,ICI 诱发的肌炎与心肌炎以及肌无力之间有很强的相关性,导致患者死亡率增加。

临床研究数据表明,在 ICI 治疗后,肌炎样综合征早期发病,常伴有肌无力样特征和心脏受累。相当大比例的患者会出现肌痛。经常被报道的有远端无力、眼球运动症状,这与特发性炎性肌病患者面部和眼外肌肉不受影响的特征不同。典型的特发性炎性肌病表现,如皮损和间质性肺病,在这些病例中大多不存在。大多数患者有肌酸磷酸激酶(creatine phosphokinase,CPK)和其他肌酶水平升高。

对于需要大剂量类固醇激素治疗才有效的患者,需要停止 ICI 治疗。目前,尚不清楚是否可以重新进行 ICI 治疗,只在部分患者中进行了尝试。总之,轻微或中度肌无力与肌痛伴 CPK 正常或轻度升高患者对中等剂量的类固醇激素治疗反应良好。对有严重功能损害的肌炎样综合征症状、CPK 水平明显升高和心脏受累的患者,明确需要 ICI 停药和更积极的治疗措施,包括应用大剂量类固醇激素、血浆置换、静脉免疫球蛋白和免疫抑制剂。

三、小　结

表现为肌肉骨骼症状的风湿性 irAE 相对常见,但其在大多数情况下是轻度/中度的,通常与疼痛和功能障碍有关,虽然没有生命危险,但应及早诊断和处理。此外,根据最新的证据,肌肉骨骼的 irAE 可能与良好的肿瘤反应相关,由肿瘤学家和风湿病家组成的多学科团队对这些患者进行适当的管理似乎具有重要意义,这样可以有效地治疗患者,维持免疫治疗。风湿性 irAE 可分为肌肉骨骼型和非肌肉骨骼型。总的来说,ICI 治疗引起的肌肉骨骼表现较为常见,根据目前报道的前瞻性研究,约 5%～7.7% 的患者会出现这种表现。最常描述的临床症状有炎症性关节炎、PMR 和肌炎。所有新发炎症性关节痛或关节肿胀的病例都需要风湿科会诊。对大多数炎症性关节炎和 PMR 的病例,可以继续进行 ICI 治疗;大多数患者对 20mg 以下的类固醇激素有反应。ICI 诱导的肌炎可能有不典型的特征,如肌肉疼痛甚至 CPK 水平正常,是 ICI 引起的最严重的肌肉骨骼表现,经常需要永久停止免疫治疗和使用大剂量类固醇激素治疗。大规模、前瞻性的研究可以更好地描述 ICI 诱导的风湿性 irAE 的患病率和临床特征,并制定相关的治疗指南。

参考文献

[1] Reck M,Rodríguez-Abreu D,Robinson AG,et al. Pembrolizumab versus chemotherapy for PD-L1 positive non-small-cell lung cancer. N Engl J Med,2016,375:1823-1833.

[2] Kostine M,Cappelli LC,Calabrese C,et al. Immune-related adverse events with use of checkpoint inhibitors for immunotherapy of cancer. Arthritis & Rheumatology,2017,69(4):687-699.

[3] Herbst RS,Baas P,Kim D-W,et al. Pembrolizumab versus docetaxel for previously treated, PD-L1-positive, advanced non-small-cell lung cancer (KEYNOTE-010):a randomised controlled trial. Lancet,2016,387:1540-1550.

[4] Postow MA,Sidlow R,Hellmann MD. Immune-related adverse events associated with immune checkpoint blockade. N Engl J Med, 2018, 378:158-168.

[5] Calabrese LH,Calabrese C,Cappelli LC. Rheumatic immune-related adverse events from cancer immunotherapy. Nat Rev Rheumatol,2018,14:569-579.

[6] Cappelli LC,Gutierrez AK,Baer AN,et al. Inflammatory arthritis and sicca syndrome induced by nivolumab and ipilimumab. Ann Rheum Dis,2017,76(1):43-50.

[7] Weber JS,Kahler KC,Hauschild A. Management of immune-related adverse events and kinetics of response with ipilimumab. J Clin Oncol,2012,30(21):2691-2697.

[8] Belkhir R,Burel SL,Dunogeant L,et al. Rheumatoid arthritis and polymyalgia rheumatica occurring after immune checkpoint inhibitor treatment. Ann Rheum Dis,2017,76(10):1747-1750.

[9] Kimura T,Fukushima S,Miyashita A,et al. Myasthenic crisis and polymyositis induced by one dose of nivolumab. Cancer Sci,2016,107(7):1055-

1058.

[10] Suzuki S, Ishikawa N, Konoeda F, et al. Nivolumab-related myasthenia gravis with myositis and myocarditis in Japan. Neurology, 2017, 89 (11): 1127-1134.

[11] Daoussis D, Kraniotis P, Liossis SN, et al. Immune checkpoint inhibitor-induced myo-fasciitis. Rheumatology (Oxford), 2017, 56(12): 2161.

第十四章

免疫治疗血液系统不良事件

ICI引起的血液系统毒性罕见，可以单独表现为一系下降，也可以表现为两系或全血细胞减少，例如血小板减少合并中性粒细胞减少，甚至再生障碍性贫血。目前，具体机制尚无研究，仅有部分个案报道。

一、流行病学

目前尚没有关于血液系统不良事件流行病学的系统描述，各个病种的流行病学统计也尚不完整。如自身免疫性溶血性贫血（autoimmune hemolytic anemia，AIHA）是ICI的一种罕见但通常很严重的并发症，目前报道的发病率低于1%，也罕有病例报道。Delanoy等最近的一项观察性研究发现，与抗PD-1和抗PDL-1相关的血液学irAE多表现为中性粒细胞减少、溶血性贫血和血小板减少，尽管仅有不到1%的患者描述了2级或更严重的情况，但这些情况很严重，甚至可能危及生命。而溶血尿毒综合征的发病率较低，目前尚未有个案报道，仅在ASCO指南中提出针对溶血尿毒综合征（heomlytic uremic syndrome，HUS）的相关诊治方式。

二、各临床病种的临床表现和诊断干预

（一）自身免疫性溶血性贫血

ICI引起自身免疫性溶血性贫血的机制可能是通过增强或重定向免疫监视，特别是通过激活预先存在的红细胞自身抗体。这种作用机制不同于其他药物引起的自身免疫性溶血性贫血。据推测，ICI会引起免疫系统的随机激活，从而导致自身抗体形成、T细胞克隆激活和调节性T细胞功能减弱。

在怀疑患者出现自身免疫性溶血性贫血时建议的诊断性检查应包括以下内容。①病史和体格检查（特别考虑新药和昆虫、蜘蛛或蛇咬伤史）。②血液常

规和生化,找到溶血证据。生化检查可以包括乳酸脱氢酶、葡萄糖-6-磷酸脱氢酶、触珠蛋白、间接胆红素、网织红细胞计数、游离血红蛋白、抗人球蛋白试验等。弥散性血管内凝血检查包括凝血酶原时间和国际标准化比值(PT/INR)。如果没有明显的原因,可以行骨髓常规、免疫分型、细胞遗传学检测,以评估骨髓增生异常综合征。如果怀疑难治性骨髓衰竭综合征,可评估维生素 B_{12}、叶酸、铜、细小病毒、铁、甲状腺功能。如果怀疑多发性骨髓瘤,可以行蛋白质电泳、冷球蛋白分析。③自身免疫性血清学检查。④评估高铁血红蛋白血症。⑤阵发性夜间血红蛋白尿筛查。⑥评估溶血研究的病毒/细菌/支原体等病因。⑦评估常见药物原因(利巴韦林、利福平、氨苯砜、干扰素、头孢菌素、青霉素、非甾体抗炎药、奎宁/奎尼丁、氟达拉滨、环丙沙星、劳拉西泮、双氯芬酸等)。

对于自身免疫性溶血性贫血,应根据患者出现毒性的等级进行分级处理。对于 1 级毒性的,建议继续使用 ICI,并进行密切的临床随访和实验室检查。对于 2 级毒性的,建议可以继续使用 ICI,但应考虑可能永久停药,给予 0.5～1mg/(kg·d)泼尼松龙或其当量。对于 3 级毒性的,建议应永久停用 ICI,并考虑收治患者,进行血液学检查。先给予泼尼松龙 1～2mg/(kg·d)(口服或静脉注射,取决于症状进展速度)。如果病情恶化或无改善,应给予 1～2mg/(kg·d)泼尼松龙或其当量,并永久停止 ICI 治疗。可以输注红细胞,输注量不要超过缓解贫血症状或将患者恢复到安全血红蛋白范围所需的最小红细胞单位数(稳定、非心脏病原因住院患者的目标安全范围为 7～8g/dL)。每日一次补充叶酸 1mg。对于 4 级毒性的,建议应永久停用 ICI,应收治患者,进行血液学检查,应静脉注射泼尼松龙 1～2mg/(kg·d)。如果激素治疗时没有改善,或发生恶化,或就诊时出现严重症状,应开始应用其他免疫抑制药物,如利妥昔单抗、免疫球蛋白、环孢素 A 或吗替麦考酚酯。应根据现有指南输注红细胞,在输血之前与输血科讨论。

(二)获得性血栓性血小板减少性紫癜

血栓性血小板减少性紫癜(thrombotic thrombocytopenic purpura,TTP)是一种罕见但危及生命的微血管病性溶血性贫血,其特征是血小板减少、微血管病性溶血性贫血和缺血性器官损伤。它主要由针对血管性血友病切割蛋白 ADAMTS13 的自身反应性抗体引起。

ICI 治疗影响血栓性血小板减少性紫癜发生发展的机制尚不清楚,目前个案报道的例数仍很少。一旦 ICI 对 PD-1/PD-L1 或 CTLA-4 通路发挥作用,先前耗尽的 T 淋巴细胞就会重新焕发活力,这可能会增强抗肿瘤免疫。然而,PD-1/PD-L1 或 CTLA-4 通路在维持对自身的耐受性方面也很重要。由免疫介导的血栓性血小板减少性紫癜的病理生理学被认为涉及异常的 B 淋巴细胞活性,T 淋巴细胞活性的改变可能促进自身反应性 B 淋巴细胞的激活,进而导致浆母细胞和浆细胞形成,从而产生靶向自身的 ADAMTS13 抗体。

然而,我们目前没有办法预测血栓性血小板减少性紫癜的反应速度或复发的可能性,尤其是与 ICI 相关的血栓性血小板减少性紫癜。虽然强调免疫治疗相关血栓性血小板减少性紫癜的病因学与在没有免疫治疗时发生的血栓性血小板减少性紫癜可能存在一些差异,但未来的研究仍然需要探索这些差异或其他差异可能存在的程度以及可能的差异影响在不同治疗干预后实现持续治疗反应的可能性。

血栓性血小板减少性紫癜虽然罕见,但这是一种危及生命的疾病,可能难以诊断,关键是早期识别,因为延迟治疗与患者死亡率显著增加有关。由于血栓性血小板减少性紫癜需要紧急处理,因此无论血栓性血小板减少性紫癜的初始原因如何,初始治疗可能是相似的。

在怀疑患者出现血栓性血小板减少性紫癜时建议的诊断性检查应包括以下内容。①评估有无特定问题相关药物暴露的病史(如化疗、西罗莫司、他克莫司、奎宁等抗菌药物)。②体格检查。③外周血涂片。④血液常规和生化,包括 ADAMTS13 活性水平和抑制剂滴度,乳酸脱氢酶,触珠蛋白,网织红细胞计数,胆红素,凝血酶原时间(PT),活化部分凝血活酶时间(PTT),纤维蛋白原,血型和抗体筛查,直接抗球蛋白检测。⑤血小板水平严重下降和溶血/贫血急剧增加时,考虑进行颅脑 CT/MRI、超声心动图、心电图检查。⑥病毒学筛查,包括巨细胞病毒血清学检查等。

获得性血栓性血小板减少性紫癜根据患者出现毒性的等级进行分级处理。①全等级毒性的建议管理方式:高度怀疑诊断和及时识别,立即进行血液科会诊,因为识别延迟与患者死亡率/发病率增加有关。最初应稳定病情,任何危重器官功能障碍均应稳定下来。②1~2 级毒性的建议管理方式:应暂停 ICI,只有在考虑好风险和获益后才与患者讨论是否恢复治疗,并指出目前没有可以建议重新开始 ICI 治疗的研究数据。应了解血液学检查结果。应给予泼尼松龙 $0.5 \sim 1 \mathrm{mg/(kg \cdot d)}$。③3~4 级毒性的建议管理方式:应暂停 ICI,只有在考虑风险和获益后才与患者讨论是否恢复治疗,并注意目前没有可以建议重新开始 ICI 治疗的研究数据。应了解血液学检查结果。结合血液学检查,应根据现有指南启动血浆置换。应给予甲泼尼龙 1g,每日静脉注射 3 天,第一剂通常在第一次血浆置换后立即给药。可提供利妥昔单抗。

(三)溶血性尿毒症综合征

在怀疑患者出现溶血性尿毒症综合征(hemolytic uremic syndrome,HUS)

时建议的诊断性检查应包括以下内容。①病史和体格检查(特别考虑高危药物、高血压或心脏病史)。②全血细胞计数与血涂片形态学。血涂片上是否存在血红细胞对于诊断至关重要。③血清肌酐。④ADAMTS13(排除 TTP)。⑤同型半胱氨酸/甲基丙二酸。⑥补体检测 C3、C4、CH50(疑似家族性的补体抑制性抗体)。⑦评估网织红细胞计数和平均红细胞体积。⑧评估感染性病因,包括筛查 EB 病毒(EBV)、巨细胞病毒、人类疱疹病毒 6。⑨评估大红细胞增多症的营养原因(维生素 B_{12} 和叶酸)。⑩评估腹泻原因,如:志贺毒素、大肠杆菌 O157 等,抗人球蛋白试验(Coombs 试验),结合珠蛋白,LDH 和其他贫血病因。⑪评估引起溶血的常见药物(他克莫司、环孢菌素、西罗莫司等)。

应根据患者出现溶血性尿毒症综合征的毒性等级进行分级处理。①1～2级毒性的建议管理方式:应继续提供 ICI 治疗,并进行密切的临床随访和实验室评估,应提供支持性治疗。②3～4 级毒性的建议管理方式:永久停止 ICI 治疗。开始依库珠单抗治疗,每周 900mg,每次四次;第 5 周,1200mg;然后每 2 周1200mg。根据现有指南输注红细胞。

(四)再生障碍性贫血

再生障碍性贫血(aplastic anemia,AA)在应用 ICI 的情况下是极其罕见的。再生障碍性贫血可能发生在单次给药后,也会发生于双重免疫治疗之后。再生障碍性贫血的发生机制可能是 ICI 触发了对红细胞和血小板前体细胞的细胞毒性反应。目前,共有 6 篇个案报道介绍了免疫治疗后出现再生障碍性贫血的不良事件。

目前指南建议的诊断性检查应包括以下内容。①病史和体格检查(密切关注药物、暴露于辐射、毒素、近期病毒感染);②全血细胞计数、涂片、网织红细胞计数;③病毒学筛查,包括 CMV、人类疱疹病毒 6、EBV、细小病毒④营养评估,包括 B_{12}、叶酸、铁、铜、铜、铜蓝蛋白、维生素 D;⑤血清乳酸脱氢酶和肾功能;⑥感染性病因的检查;⑦识别骨髓低下/发育不良;⑧骨髓活检和常规检查;⑨外周血分析,包括中性粒细胞计数、糖基磷脂酰肌醇阴性细胞的比例;⑩流式细胞术评估糖基磷脂酰肌醇锚定蛋白的损失;⑪输血类型筛查,并通知血库所有输血都需要进行辐照和过滤。

再生障碍性贫血应根据患者出现毒性的等级进行分级处理。①1 级毒性的建议管理方式:应保持 ICI 并提供生长因子支持、密切临床随访和实验室评估。根据当地指南进行支持性输血。②2 级毒性的建议管理方式:应保持 ICI并提供生长因子支持,并每天密切临床随访和实验室评估。应给予抗胸腺细胞球蛋白(antithymocyte globulin,ATG)＋环孢素进行。进行 HLA 分型和评估骨髓移植(如果患者为候选者)。所有血液制品都应进行辐照和过滤。也可提供粒细胞集落刺激因子的支持性治疗。③3～4级毒性的建议管理方式:应保持ICI并每周监测一次以改善。如果问题未解决,应停止治疗,直到不良事件恢复到1级。应咨询血液科进行检查。应提供马ATG加环孢素。如果没有反应,应用兔ATG加环孢素,阿仑珠单抗重复免疫抑制。对于难治性患者,可提供艾曲波帕加支持性治疗。

(五)淋巴细胞减少

肿瘤患者的肿瘤环境以及外周血的免疫系统都发生了变化,这种变化有利于肿瘤细胞逃避免疫系统的攻击。20%以上的转移性实体肿瘤患者存在周围淋巴细胞减少,这严重影响了他们的生存率。恢复淋巴细胞数量是提高患者对ICI应答率的治疗策略。

淋巴细胞减少在化疗和放疗之后较为明显,在免疫治疗之后较罕见发生。免疫治疗期间淋巴细胞减少与接受免疫治疗的NSCLC患者的不良预后相关。放疗是围免疫治疗期间淋巴细胞减少的重要危险因素。多个疗程的放疗、多个照射部位和高总剂量会增加放疗相关淋巴细胞减少的风险;相反,立体定向放射治疗(stereotactic boby radiotherapy,SBRT)/立体定向放射外科(stereotactic radiosurgery,SRS)降低了淋巴细胞减少的风险。尚未有单独使用免疫治疗与淋巴细胞减少的相关性研究与个案报道。

目前指南建议的诊断性检查应包括以下内容:①病史和体格检查(特别注意淋巴细胞耗竭治疗,如氟达拉滨、ATG、皮质类固醇、细胞毒性化疗、放射暴露等,以及自身免疫性疾病史、自身免疫性疾病家族史);②评估营养状态;③脾脏大小;④全血细胞计数伴分类计数和网织红细胞计数;⑤胸部X线检查用于评估是否存在胸腺瘤;⑥细菌培养和感染评估(真菌、病毒、细菌,特别是CMV/HIV)。

淋巴细胞减少应根据患者出现毒性的等级进行分级处理。①1～2级毒性的建议管理方式:应该继续提供ICI。②3级毒性的建议管理方式:继续ICI,每周检查一次全血细胞计数以进行监测,开始巨细胞病毒筛查。③4级毒性的建议管理方式:应保持ICI,只有在考虑了风险和获益后才与患者讨论恢复治疗。启动鸟分枝杆菌复合物预防和耶氏肺孢子虫肺炎预防、巨细胞病毒筛查、艾滋病毒/肝炎筛查。如果淋巴结肿大/肝炎、发热、溶血的证据与淋巴组织增生性疾病一致,可考虑EBV检测。

(六)免疫性血小板减少症

原发性免疫性血小板减少症(immune thrombocytopenia,ITP)的特点是血小板计数减少和随之而来的出血风险增加,是一种有过度活化 T 细胞反应的自身免疫性疾病。免疫检查点相关基因多态性与原发性免疫低血小板计数相关,尤其是 CD28rs1980422,可能是与 ITP 患者的发展和治疗相关的遗传因素。很少有病例报告免疫治疗后出现 ITP,目前仅有一例纳武利尤单抗治疗后出现严重 ITP 和一例度伐利尤单抗治疗后出现 ITP。

建议的诊断性检查应包括以下内容:①病史和体格检查(特别注意淋巴细胞耗竭治疗,如氟达拉滨、ATG、皮质类固醇、细胞毒性治疗);②自身免疫性疾病个人史、家族史;③病毒性疾病史;④全血细胞计数、外周血涂片、网织红细胞计数,仅当上述检查结果异常且需要进一步检查以进行诊断时,才进行骨髓评估;⑤新诊断的免疫性血小板减少症患者应接受 HIV、丙型肝炎病毒、乙型肝炎病毒和幽门螺杆菌的检测;⑥应检查直接抗原检测,以排除并发的 Evan 综合征;⑦营养评估;⑧如果其他细胞系受到影响并担心再生障碍性贫血,可进行骨髓评估。

免疫性血小板减少症应根据患者出现毒性的等级进行分级处理。①1 级毒性的建议管理方式:应继续给予 ICI 并进行密切的临床随访和实验室评估。②2 级毒性的建议管理方式:应保持 ICI,但监测是否有改善。如果问题未解决,应中断治疗,直到不良事件等级降到 1 级。应口服泼尼松龙 1mg/(kg·d)[剂量范围:0.5~2mg/(kg·d)],持续 2~4 周,之后应在 4~6 周内逐渐减量至最低有效剂量。如果需要更快速地增加血小板计数,可联合使用 IVIG 与皮质类固醇。③3~4 级毒性的建议管理方式:应保持 ICI,但监测是否有改善。如果问题未解决,应中断治疗,直到不良事件等级降到 1 级。应咨询血液科,给予泼尼松龙 1~2mg/(kg·d)(口服或静脉注射,视症状而定)。如果病情恶化或无改善,应给予 1~2mg/(kg·d)泼尼松龙当量,并永久停止 ICI 治疗。当需要更快速地增加血小板计数时,可联合使用 IVIG 与皮质类固醇。如果使用 IVIG,最初剂量应为 1g/kg,一次性使用。如有必要,可以重复使用。如果既往皮质类固醇和(或)IVIG 治疗不成功,后续治疗可能包括脾切除术、利妥昔单抗、血小板生成素受体激动剂或更有效的免疫抑制剂。

(七)获得性血友病

获得性血友病(acquired hemophilia)A 与抗 FⅧ自身抗体有关。与通常表现为关节积血的先天性 FⅧ缺乏症不同,获得性血友病 A 表现为皮肤、黏膜或软组织出血。根据 Napolitano 等进行的系统综述,肺癌(16%)是继前列腺癌之后与获得性血友病 A 发展相关的第二常见实体肿瘤。然而,癌症与获得性血友病 A 之间的因果关系仍不清楚。目前,仅有肺转移性鳞状细胞癌患者纳武利尤单抗治疗后发生获得性血友病 A 的个案报道。

建议的诊断性检查应包括以下内容:①全血细胞计数,重点评估血小板数量。②纤维蛋白原,凝血酶原时间(prothrombin time,PT),活化部分凝血活酶时间(activated partial thromboplatin time,APTT),国际标准化比值。获得性血友病 A 的典型发现是 APTT 延长,PT 正常。③可能需要进行 MRI、CT 和超声检查,以定位、量化和连续监测出血的位置和反应。④药物检查以评估其他病因。⑤Bethesda 单位水平抑制剂的测定。

获得性血友病应根据患者出现毒性的等级进行分级处理。①1 级毒性的建议管理方式:应暂停使用 ICI,只有在考虑风险和获益后才与患者讨论是否恢复治疗。应给予泼尼松龙 0.5~1mg/(kg·d)。根据需要提供输血支持。可咨询在抑制剂治疗方面有经验的血液科医生和(或)血友病中心的医生以处理出血事件。②2 级毒性的建议管理方式:应暂停使用 ICI,只有在考虑风险和获益后才与患者讨论是否恢复治疗。应咨询血液科。应给予 1mg/(kg·d)泼尼松龙和(或)利妥昔单抗(剂量为 375mg/m² × 每周×4 周)和(或)环磷酰胺[剂量为 1~2mg/(kg·d)]。利妥昔单抗与环磷酰胺的选择具有患者特异性,应在血液科会诊的协助下进行。泼尼松龙、利妥昔单抗和环磷酰胺应给予至少 5 周。③3~4 级毒性的建议管理方式:应永久停用 ICI。应咨询血液科。因子替代治疗,基于 Bethesda 单位水平抑制剂的选择,可以使用旁路药物(Ⅶ因子、Ⅷ因子抑制剂旁路活性)。对老年人和冠状动脉疾病患者应谨慎行事。泼尼松龙 1~2mg/(kg·d)(口服或静脉注射,视症状而定)和(或)利妥昔单抗(剂量为 375mg/m² × 每周×4 周)和(或)环磷酰胺[剂量为 1~2mg/(kg·d)]。根据出血的情况给予输血支持。如果病情恶化或无改善,应加用环孢素或免疫抑制/免疫吸附。

三、小 结

总的来说,免疫治疗后血液系统不良事件的发生率较低,甚至可以说罕见,目前已有的病例报告集中在自身免疫性溶血性贫血、获得性血栓性血小板减少性紫癜、溶血性尿毒症综合征、再生障碍性贫血、淋巴细胞减少、免疫性血小板减少症、获得性血友病等几大疾病,对于这些不良事件也需按照出现毒性的等级进行分级处理,是否停药及激素的用法用量需要经由医生对患者个性化评估后决定。

参考文献

［1］Brahmer JR,Lacchetti C,Schneider BJ,et al. Management of immune-related adverse events in patients treated with immune checkpoint inhibitor therapy：American Society of Clinical Oncology Clinical Practice Guideline ［J］. J Clin Oncol,2018,36(17):1714-1768.

［2］Carbó-Bagué A, Fort-Culillas R, Pla-Juher H, et al. Nivolumab-induced autoimmune haemolytic anaemia and safety of subsequent use of ipilimumab：a case report ［J］. Case Rep Oncol,2021,14(3):1289-1294.

［3］Tanios GE, Doley PB, Munker R. Autoimmune hemolytic anemia associated with the use of immune checkpoint inhibitors for cancer：68 cases from the food and drug administration database and review ［J］. Eur J Haematol,2019,102(2):157-162.

［4］Delanoy N, Michot JM, Comont T, et al. Haematological immune-related adverse events induced by anti-PD-1 or anti-PD-L1 immunotherapy：a descriptive observational study ［J］. Lancet Haematol,2019,6(1):e48-e57.

［5］Ogawa K, Ito J, Fujimoto D, et al. Exacerbation of autoimmune hemolytic anemia induced by the first dose of programmed death-1 inhibitor pembrolizumab：a case report ［J］. Invest New Drugs,2018,36(3):509-512.

［6］Sadler JE. Pathophysiology of thrombotic thrombocytopenic purpura ［J］. Blood,2017,130(10):1181-1188.

［7］Moake JL. Thrombotic microangiopathies ［J］. N Engl J Med,2002, 347(8):589-600.

［8］Lancelot M, Miller MJ, Roback J, et al. Refractory thrombotic thrombocytopenic purpura related to checkpoint inhibitor immunotherapy ［J］. Transfusion,2021,61(1):322-328.

［9］Meyers DE, Hill WF, Suo A, et al. Aplastic anemia secondary to nivolumab and ipilimumab in a patient with metastatic melanoma：a case report ［J］. Exp Hematol Oncol,2018,7:6.

［10］Younan RG,Raad RA,Sawan BY,et al. Aplastic anemia secondary to dual cancer immunotherapies a physician nightmare：case report and literature review ［J］. Allergy Asthma Clin Immunol,2021,17(1):112.

［11］ Dominick A，Mohyuddin GR，Fields-Meehan J，et al. Combination immunotherapy associated with severe hepatotoxicity and fatal aplastic anemia ［J］. Am J Ther，2022，29(6)：e763-e764.

［12］ Comito RR，Badu LA，Forcello N. Nivolumab-induced aplastic anemia：a case report and literature review ［J］. J Oncol Pharm Pract，2019，25 (1)：221-225.

［13］ Filetti M，Giusti R，Di Napoli A，et al. Unexpected serious aplastic anemia from PD-1 inhibitors：beyond what we know ［J］. Tumori，2019，105 (6)：NP48-NP51.

［14］ Ménétrier-Caux C，Ray-Coquard I，Blay JY，et al. Lymphopenia in cancer patients and its effects on response to immunotherapy：an opportunity for combination with cytokines? ［J］. J Immunother Cancer，2019，7(1)：85.

［15］ Cho Y，Park S，Byun HK，et al. Impact of treatment-related lymphopenia on immunotherapy for advanced non-small cell lung cancer ［J］. Int J Radiat Oncol Biol Phys，2019，105(5)：1065-1073.

［16］ Wang S，Zhang X，Leng S，et al. Immune checkpoint-related gene polymorphisms are associated with primary immune thrombocytopenia ［J］. Front Immunol，2020，11：615941.

［17］ Khorasanchi A，Keresztes R. Severe immune thrombocytopenia induced by a single dose of nivolumab in a patient with advanced non-small cell lung cancer ［J］. Clin Pract，2020，10(2)：1249.

［18］ Dougherty SC，Lynch AC，Hall RD. Drug-induced immune-mediated thrombocytopenia secondary to durvalumab use ［J］. Clin Case Rep，2021，9(6)：e04227.

［19］ Napolitano M，Siragusa S，Mancuso S，et al. Acquired haemophilia in cancer：a systematic and critical literature review ［J］. Haemophilia，2018，24 (1)：43-56.

［20］ Gokozan HN，Friedman JD，Schmaier AH，et al. Acquired hemophilia a after nivolumab therapy in a patient with metastatic squamous cell carcinoma of the lung successfully managed with rituximab ［J］. Clin Lung Cancer，2019，20(5)：e560-e563.

第十五章

免疫治疗循环系统不良事件

一、流行病学

ESMO指南指出，ICI相关心脏不良反应发生率＜1%。大部分报道均是个案报道，并无大规模数据发表。在联合治疗时，风险可能会增加。虽然与免疫治疗相关的心脏毒性相对罕见，但它可能会导致潜在的致命后果，通常继发于难治性心律失常或心源性休克。其机制可能是T淋巴细胞可以识别心脏组织中的常见抗原，并进一步导致心脏损伤。免疫相关心脏毒性的症状多种多样，从无症状的心脏标志物升高、心电图（ECG）异常、呼吸短促、心绞痛、心力衰竭、心律失常到心源性休克都有可能出现。皮质类固醇是对免疫疗法引起的心脏毒性的主要替代疗法。

二、各临床病种的诊断及分级诊疗

(一)心肌炎、心包炎、心律失常、心室功能受损伴心力衰竭和血管炎

建议诊断性检查应包括以下内容。①初始治疗/基线：检查心电图和肌钙蛋白，特别是对接受联合免疫疗法的患者；②出现体征/症状时：考虑咨询心脏科，检查心电图、肌钙蛋白、脑利钠肽（BNP）、超声心动图；③由心脏科指导的其他检查可能包括压力测试、心导管介入术、心脏磁共振成像。

目前没有标准化管理流程。建议临床医生按以下方式管理全等级毒性，因为ICI存在心脏损害的可能性，所有级别都需要进行检查和干预：ICI应当持续使用，但在出现1级不良事件后即应永久停药。应迅速开始给予大剂量皮质类固醇治疗（1～2mg/kg泼尼松龙）（口服或静脉注射，视症状而定）。而最新版NCCN指南推荐甲泼尼龙脉冲式治疗1g/d，且需在心功能恢复至基线水平后缓慢减量停用；应收治患者并进行心内科会诊。根据美国心脏病学会

151

(American College of Cardiology，ACC)/美国心脏协会（American Heart Association，AHA)指南并在心内科指导下管理心脏症状；对于肌钙蛋白升高或传导异常的患者，可立即转诊至心内科监护室；对于对大剂量皮质类固醇没有立即反应的患者，可尽早进行心脏移植排斥剂量的皮质类固醇(甲泼尼龙，每日 1g)和加用麦考酚酯、英夫利昔单抗或 ATG。需注意的是，英夫利昔单抗与心力衰竭相关，在中度或重度心力衰竭患者中禁用高剂量英夫利西单抗。

(二)静脉血栓栓塞(venous thromboembolism，VTE)

建议诊断性检查应包括以下内容：①评估肺栓塞(pulmonary embolism，PE)或深静脉血栓形成(deep vein thrombosis，DVT)的体征和症状，对疑似静脉血栓栓塞患者进行分层的临床预测，对疑似深静脉血栓形成者行静脉超声检查，以及对疑似 PE 的行肺动脉 CTA。②当 CT 或超声不可用或不合适时，根据对 DVT 的临床预测或 PE 的风险分层，也可为低危患者提供 D-二聚体。通气/灌注扫描也是不适合进行 CT 肺血管造影时的一种选择。可利用其他检查，包括心电图、胸部 X 线检查、BNP 和肌钙蛋白水平检测以及动脉血气监测。

静脉血栓栓塞应根据患者出现毒性的等级进行分级处理。①1 级毒性的建议管理方式：应该继续提供 ICI；提供热敷；提供临床监测。②2～3 级毒性的建议管理方式：应该继续提供 ICI；应根据 ACC/AHA 指南进行治疗，并考虑咨询心脏科或其他相关专科。建议使用低分子量肝素代替维生素 K 激动剂、达比加群、利伐沙班、阿哌沙班或依度沙班进行初始和长期治疗。静脉注射肝素是初始使用的可接受的替代药物，口服抗凝剂长期可接受。③4 级毒性的建议管理方式：应永久停用 ICI。应根据 ACC/AHA 指南以及心脏科指导入院和治疗。应寻求呼吸支持和血流动力学支持。建议使用低分子量肝素代替维生素 K 激动剂、达比加群、利伐沙班、阿哌沙班或依度沙班进行初始和长期治疗。静脉注射肝素是初始使用的可接受的替代药物，口服抗凝剂长期可接受。应根据症状提供进一步的临床管理。

三、小　结

免疫治疗相关循环系统不良事件的发生率极低，大部分为个案报道，但由于其潜在后果是严重的、致命的，所以临床上需要仔细观察及评估，遵循对毒性的分级处理原则进行治疗。

参考文献

［1］Escudier M,Cautela J,Malissen N,et al. Clinical features,management,and outcomes of immune checkpoint inhibitor-related cardiotoxicity. Circulation,2017,136(21):2085-2087.

［2］Varricchi G,Galdiero MR,Marone G,et al. Cardiotoxicity of immune checkpoint inhibitors. ESMO Open,2017,2(4):e000247.

［3］Mahmood SS,Fradley MG,Cohen JV,et al. Myocarditis in patients treated with immune checkpoint inhibitors. J Am Coll Cardiol,2018,71(16):1755-1764.

［4］Lyon AR,Varricchi G,Galdiero MR,et al. Immune checkpoint inhibitors and cardiovascular toxicity. Lancet Oncol,2018,19(9):e447-e458.

［5］Michel L,Rassaf T,Totzeck M. Biomarkers for the detection of apparent and subclinical cancer therapy-related cardiotoxicity. J Thorac Dis,2018,10(Suppl 16):S4282-S4295.

［6］Spisarova M. ［Immunotherapy-associated myocarditis］. Klin Onkol,2020,33(1):20-22.

第十六章

免疫治疗泌尿生殖系统不良事件

一、流行病学

据研究统计,接受免疫检查点抑制剂(ICI)的患者肾脏不良反应的总体发生率为 9.9% ~ 29%,其中,3 级/4 级急性肾损伤(血清肌酐 > 基线水平的 3 倍,或 > 4mg/dL,或需要肾脏替代治疗)的发生率为 0.6%。急性肾损伤通常在 ICI 治疗后数周至数月内发生。在各种常见的 ICI 中,纳武利尤单抗治疗的肾脏不良反应的发生率约为 1.9%,帕博利珠单抗(pembolizumab)约为 1.4%,伊匹木单抗(ipilimumab)约为 2.0%。有研究显示,增加 ICI 的剂量或者联合用药,可能会增加严重肾脏不良反应的发生风险。

二、病理特点

根据目前已有的病例个案报道,免疫相关性急性肾损伤的病理活检结果以急性肾小管间质性肾炎最多见,且以淋巴细胞浸润为主,伴有不同程度的嗜酸性粒细胞和浆细胞浸润,典型病例可有镜下肾小管间质肉芽肿病变和足突消失(电镜)。另外,也可见肾小球肾炎、血栓性微血管病变、微小病变型肾病等病例类型报道。

三、临床表现与诊断

急性肾小管间质性肾炎是 ICI 治疗后最常见的肾脏 irAE,其临床表现中血清肌酐升高的发生率几乎为 100%,另外,部分患者还伴有氮质血症、酸碱失衡、尿量变化、尿白细胞升高、血尿、血嗜酸性粒细胞增多以及继发性高血压等,偶见低钠、低钾或低钙血症,其中低钾血症的发生可能与继发性甲状旁腺功能减退有关。

血清肌酐、尿常规及尿沉渣检查、24小时尿蛋白定量是筛查免疫相关急性肾损伤的最重要检查。对于尿蛋白>3g/24h者,检查 ANA、RF、ANCA、抗-dsDNA 以及血清 C3、C4 和 CH50。尿蛋白>3.5g/24h 或反复出现尿蛋白 1~3.5g/24h 可作为进一步肾活检的指征。通过肾活检可甄别细胞浸润(考虑血管炎)与免疫复合物介导的肾损伤。对于接受 PD-1 抑制剂的患者,建议在用药后 3~6 个月内开始肾功能检测,而接受 CTLA-4 抑制剂的患者则应更早(3 个月内)。

四、治疗原则

首先,对于出现免疫相关性急性肾损伤的患者,应停用非甾体抗炎药(NSAID)和质子泵抑制剂,因有相关个案报道提出其可能导致急性肾小管间质性肾炎。同时,也应该避免造影剂和肾毒性药物(两性霉素、氨基糖苷类抗生素等)。

对于 G_1 轻度不良事件(肌酐高于基线值 1.5~2 倍或增加≥0.3mg/dL),可以考虑暂停免疫治疗,并每 3~7 天复查肌酐和尿蛋白。

对于 G_2 中度不良事件(肌酐高于基线值 2~3 倍),应暂停免疫治疗,并每 3~7天复查肌酐和尿蛋白。必要时请泌尿科会诊考虑肾活检。若能排除其他原因的肾脏事件,可以使用泼尼松 0.5~1mg/(kg·d)。对于持续时间超过 1 周的中度不良事件,可用泼尼松/甲泼尼龙 2mg/(kg·d)。类固醇治疗应持续到症状改善≤G_1,然后在 4~6 周内逐渐减量。

对于 G_3 重度不良事件(肌酐>3 倍基线值,或>4.0mg/dL)或 G_4 致命性不良事件(肌酐>6 倍基线值),应永久停止免疫治疗,并将患者收入院治疗。可用泼尼松/甲泼尼龙 1~2mg/(kg·d)。在经过 1 周的类固醇激素治疗后,若患者不良事件仍高于 G_2,则考虑加用一种免疫抑制剂(包括硫唑嘌呤、环磷酰胺、环孢菌素、英夫利昔单抗和吗替麦考酚酯),必要时请泌尿科会诊评估是否需要肾活检。

参考文献

[1] Wanchoo R, Karam S, Uppal NN, et al. Adverse renal effects of immune checkpoint inhibitors: a narrative review. Am J Nephrol, 2017, 45(2): 160-169.

［2］ Cortazar FB, Marrone KA, Troxell ML, et al. Clinicopathological features of acute kidney injury associated with immune checkpoint inhibitors. Kidney Int, 2016, 90(3): 638-647.

［3］ Bottlaender L, Breton AL, de Laforcade L, et al. Acute interstitial nephritis after sequential ipilumumab-nivolumab therapy of metastatic melanoma. J Immunother Cancer, 2017, 5(1): 57.

［4］ Manohar S, Kompotiatis P, Thongprayoon C, et al. Programmed cell death protein 1 inhibitor treatment is associated with acute kidney injury and hypocalcemia: meta-analysis. Nephrol Dial Transplant, 2019, 34(1): 108-117.

［5］ Izzedine H, Mateus C, Boutros C, et al. Renal effects of immune checkpoint inhibitors. Nephrol Dial Transplant, 2017, 32(6): 936-942.

［6］ Izzedine H, Gueutin V, Gharbi C, et al. Kidney injuries related to ipilimumab. Invest New Drugs, 2014, 32(4): 769-773.

［7］ Perazella MA, Shirali AC. Immune checkpoint inhibitor nephrotoxicity: what do we know and what should we do? Kidney Int, 2020, 97(1): 62-74.

［8］ Shirali AC, Perazella MA, Gettinger S. Association of acute interstitial nephritis with programmed cell death 1 inhibitor therapy in lung cancer patients. Am J Kidney Dis, 2016, 68(2): 287-291.

［9］ Win MA, Thein KZ, Qdaisat A, et al. Acute symptomatic hypocalcemia from immune checkpoint therapy-induced hypoparathyroidism. Am J Emerg Med, 2017, 35(7): 1039. e5-1039. e7.

［10］ Koda R, Watanabe H, Tsuchida M, et al. Immune checkpoint inhibitor (nivolumab)-associated kidney injury and the importance of recognizing concomitant medications known to cause acute tubulointerstitial nephritis: a case report. BMC Nephrol, 2018, 19(1): 48.

第十七章

免疫治疗皮肤不良事件

皮肤毒性是与 ICI 相关的最常见 irAE,目前批准上市的免疫治疗药物多数有皮肤相关不良事件报道。

大多数 ICI 相关轻度皮疹可局部用糖皮质激素乳膏治疗。如果瘙痒明显,则口服止痒剂(如羟嗪或苯海拉明)有用。重度皮疹应使用口服糖皮质激素治疗,并应按照已有的治疗流程暂停检查点阻断治疗。

本章我们将参考 ASCO 等指南,详细讨论皮肤的流行病学、临床表现、分级及治疗选择。

一、流行病学

在大多数使用免疫治疗的患者,最先发生的不良反应就是皮肤毒性反应,平均在治疗开始后 3.6 周出现。大约 50% 的接受伊匹木单抗治疗的患者发生皮肤 irAEs,其中 2% 的患者发生严重的皮肤不良反应。相似的情况也出现在其他接受 PD-1 抑制剂单药治疗的患者中。CTLA-4 抑制剂加 PD-1 抑制剂联合治疗的严重 irAE 也比任何一类药物的单一治疗更常见。

然而,有趣的是,在部分类型肿瘤中,发现皮肤毒性的严重程度与病情改善呈正相关,如果皮肤不良反应处理得当,可以作为预后良好的一个指标。

二、临床表现和诊断干预

(一)皮疹/炎症性皮炎

1. 定义

皮疹的种类有很多,包括多形性红斑、苔藓样变、湿疹、银屑病样、麻疹样、感觉障碍型红斑、嗜中性皮肤病等。

- 多形性红斑:皮肤和黏膜上的靶形损害,通常由感染引发,如单纯疱疹病毒。如果进展为多形性红斑,它可能是一种严重皮肤不良反应的先兆,如史蒂文斯-约翰逊综合征(简称 SJS)。

- 苔藓样变:类似于扁平苔藓的平顶、多角形,有时为鳞状或肥厚性病变。

- 湿疹:以瘙痒、红斑、鳞状或结痂的丘疹或斑块为特征的炎性皮疹。

- 银屑病样:类似于界限分明的红斑和鳞屑状的银屑病丘疹和斑块。

- 麻疹样:一种非脓疱、非大疱性麻疹样皮疹,通常被称为"斑丘疹",并且没有全身症状或实验室异常,不包括偶尔出现的孤立性外周嗜酸性粒细胞增多症。

- 感觉障碍掌跖红斑:手足综合征;发红、麻木手掌和足底的皮肤有灼痛感、灼热感、瘙痒和浅表脱屑。

- 嗜中性皮肤病:如 Sweet 综合征等。

2. 分级及治疗选择(参考 ASCO 指南)

表 17-1　皮疹/炎症性皮炎的分级及治疗选择

等级	治疗选择
1 级:症状不影响生活质量或能够通过局部用药和(或)口服止痒药控制	继续免疫检查点抑制剂(ICI)治疗; 用局部润肤剂和(或)低至中强度的局部糖皮质激素治疗; 劝告患者避免接触皮肤刺激物,避免阳光直接照射
2 级:炎症反应影响生活质量,需要根据诊断进行干预	考虑保持 ICI 并每周监测以改善情况。 如果没有解决,中断治疗直到皮疹/炎症性皮炎恢复到 1 级;考虑以 1mg/kg 的剂量开始使用泼尼松(或等效物),至少在 4 周内逐渐减量;此外,用局部润肤剂、口服抗组胺药和中至高强度外用糖皮质激素
3 级:与 2 级相同,但对 2 级皮炎的治疗措施无效	保持 ICI 治疗并请皮肤科会诊。 用局部润肤剂、口服抗组胺药和高强度糖皮质激素治疗;开始(甲基)泼尼松龙(或等效物)1~2mg/kg,在至少 4 周内逐渐减量
4 级:所有严重的皮疹无法通过先前的干预措施控制,并且患者无法忍受	立即停止 ICI。 应立即入院,皮肤科紧急会诊。 静脉使用(甲基)泼尼松龙(或等效物)1~2mg/kg,当毒性消退时缓慢减量。 密切监测是否进展为严重的皮肤不良反应。 皮质类固醇减少至泼尼松(或等效物)≤10mg 时,请皮肤科会诊,以评估是否恢复使用 ICI,如果皮肤不良反应等级未降低至 1 级或以下,考虑更换方案;如果 ICI 是患者的唯一选择,请考虑在这些不良反应降低至 1 级后重新开始 ICI 治疗

(二)大疱性皮肤病

1.定义

大疱性皮肤病包括大疱性类天疱疮或其他自身免疫性大疱性皮肤病等大疱性药物反应。

2.分级及治疗选择(参考 ASCO 指南)

表 17-2　大疱性皮肤病的分级及治疗选择

等级	治疗选择
1 级:无症状,水疱覆盖＜10％ 体表面积(简称 BSA)且无相关红斑	如果水疱＜10％ BSA、无症状和非炎症性(例如摩擦性水疱或压力性水疱),则无须停止 ICI,仅需要观察和(或)局部伤口护理。 当在皮肤或黏膜表面观察到有症状的大疱或糜烂,即脱顶的水疱或大疱时,皮肤 irAE 定义为至少 2 级
2 级:皮损不符合 2 级标准,但影响生活质量,需要根据诊断进行干预;水疱覆盖为 10％～30％ BSA	暂停 ICI 治疗并请皮肤科会诊是否继续治疗。 水疱破裂后或水疱顶部皮肤脱落时,应注意伤口护理,如用凡士林油和绷带包扎。 劝告患者避免皮肤刺激物和过度暴露在阳光下,穿防护服,使用防晒霜。 排查自身免疫性大疱病。 使用 1 类高效外用皮质类固醇(例如,氯倍他索、倍他米松或等效物)并每 3 天重新评估进展或改善情况。 使用泼尼松(或等效物)0.5～1mg/kg 剂量的低阈值,并在至少 4 周内逐渐减量。 密切监测 2 级不良反应患者进展到更大的 BSA 和(或)黏膜受累。考虑密切随访,以监测复杂的皮肤不良药物反应。 •系统回顾:皮肤疼痛(如烧伤)、发烧、不适、肌痛、关节痛、腹痛、眼部不适或畏光、溃疡或不适、吞咽痛、声音嘶哑、排尿困难、女性或男性生殖系统溃疡、肛周部位的溃疡或排便疼痛。 •体格检查:包括生命体征和全面皮肤检查,专门评估所有皮肤表面和黏膜(眼睛、鼻孔、口咽、生殖器和肛周区域)。评估淋巴结肿大、面部或四肢远端肿胀[可能是药物诱发超敏反应综合征(DIHS)或者嗜酸性粒细胞增多和全身症状的药物反应(DRESS)的征兆]。除"暗色红斑"区域外,还应评估是否有脓疱或糜烂,触诊可能会感到疼痛。要评估 Nikolsky 征,请将戴手套的手指切向放在红斑皮肤上,并平行于皮肤表面摩擦,表皮脱落表明表皮与真皮的附着不良,则为阳性,某些自身免疫性疾病(例如天疱疮)和 SJS/TEN 就是这种情况
3 级:皮肤脱落覆盖＞30％ BSA 并伴有疼痛和限制自我护理;ADL	暂停 ICI 治疗并请皮肤科会诊。 静脉注射(甲基)泼尼松龙(或等效药物)1～2mg/kg,至少在 4 周内逐渐减量。 如果诊断出大疱性天疱疮,则可能避免长期使用全身性皮质类固醇,并将利妥昔单抗作为治疗 irAE 的替代方法。 如果患者可能有继发性蜂窝织炎或其他感染风险因素,例如中性粒细胞减少症等,请寻求感染科会诊

续表

等级	治疗选择
4级：水疱覆盖＞30％BSA，并伴有相关的液体或电解质异常	永久停用ICI，立即让患者入院并在皮肤科医生的监督下静脉注射（甲基）泼尼松龙（或等效物）1～2mg/kg，毒性消退后至少在4周内逐渐减量。 如果诊断出大疱性天疱疮，则可能避免长期使用全身性皮质类固醇，并将利妥昔单抗作为治疗不良反应的替代方法。 如果患者可能有继发性蜂窝织炎或其他感染风险因素，例如中性粒细胞减少症等，请寻求感染科会诊

(三)严重皮肤不良反应

严重皮肤不良反应(SCAR)，包括SJS、急性全身发疹性脓疱病和DRESS/DIHS。

1.定义

严重皮肤不良反应是指由药物引起的皮肤、附属物或黏膜的结构或功能的严重变化。

2.系统回顾

患者是否有皮肤疼痛(如晒伤)、发烧、肌痛、关节痛、腹痛、眼部不适或畏光、鼻孔溃疡或不适、口咽部溃疡或不适、吞咽痛、声音嘶哑、排尿困难、女性或男性生殖系统溃疡、肛周溃疡或排便疼痛。

3.体格检查

体格检查包括生命体征和全面皮肤检查，专门评估所有皮肤表面和黏膜(眼睛、鼻孔、口咽、生殖器和肛周区域)。评估是否有淋巴结肿大、面部浮肿或四肢远端肿胀(可能是DIHS/DRESS的迹象)。除触诊可能会感到疼痛的"暗色红斑"区域外，还应评估脓疱、水疱或糜烂。为了评估Nikolsky征，将戴手套的手指切向放在红斑皮肤上，并平行于皮肤表面施加摩擦，如果这导致表皮脱落，表明表皮与真皮的附着不良，则为Nikolsky征阳性，某些自身免疫性疾病(例如天疱疮)和SJS/TEN就是这种情况。

4.分级及治疗选择(参考ASCO指南)

表17-3　严重皮肤不良反应的分级及治疗选择

等级	治疗选择
所有等级	如果怀疑SJS或任何黏膜受累，停止ICI治疗并密切监测改善情况，无论等级如何

续表

等级	治疗选择
1级:NA 不适用	对于 SCAR,没有 1 级类别;如果较低的 BSA 与大疱或侵蚀有关,则应高度关注该反应会进展到 3 级或 4 级
2级:麻疹样("斑丘疹")皮疹覆盖 10% ～30% BSA,伴有全身症状、淋巴结肿大或面部肿胀	保持 ICI 并每 3 天密切监测 2 级 irAE 是否进展至更大的 BSA 和(或)黏膜受累,考虑使用连续摄影密切监测患者皮肤不良反应变化。 使用局部润肤剂、口服抗组胺药和中至高强度局部皮质类固醇。 使用泼尼松(或等效物)0.5～1mg/kg,并在至少 4 周内逐渐减量
3级:皮肤脱落覆盖＜10% BSA,伴有黏膜受累相关体征(例如,红斑、紫癜、表皮脱离、黏膜脱离)	保持 ICI 治疗并请皮肤科会诊。 用外用润肤剂和其他凡士林润肤剂、口服抗组胺药和高强度外用皮质类固醇治疗;也可提供二甲基硅油作为凡士林的替代品。 静脉注射(甲基)泼尼松龙(或等效物)0.5～1mg/kg,并在好转时转换为口服皮质类固醇激素,并在至少 4 周内逐渐减量。 烧伤科会诊和(或)咨询伤口支持性护理,包括体液和电解质平衡,尽量减少不明显的水分流失,以及预防感染。 鉴于这些药物的免疫作用机制,有必要使用免疫抑制剂。 对于 SJS 或 TEN 的相关器官的黏膜受累,请请相关科室(如眼科、耳鼻喉、泌尿科、妇科等,视情况而定)会诊提供指导以防止瘢痕形成后遗症
4级:皮肤红斑和水疱/脱落覆盖≥10% BSA 并伴有相关体征(例如,红斑、紫癜、表皮脱离、黏膜脱离)和(或)全身症状及相关的血液系统异常(例如,DRESS/DIHS)	立即将患者送入烧伤科或 ICU,并请皮肤科会诊和进行伤口护理。 考虑基于黏膜表面管理的进一步会诊(如眼科、泌尿科、妇科等) 开始静脉给予(甲基)泼尼松龙(或等效物) 1～2mg/kg,当毒性恢复正常时逐渐减量;IVIG 或环孢素也可用于严重的病例或对皮质类固醇激素无反应的病例。 考虑疼痛/姑息会诊和(或)入院患者的 DRESS 表现

其他注意事项:通常禁止 SJS 使用皮质类固醇,其潜在机制是 T 细胞免疫定向毒性

三、总　结

　　总的来说,在皮肤毒性的处理过程中强调需要多学科讨论(MDT),需请皮肤科、感染科医生会诊,3 级的皮肤毒性经激素治疗缓解至 1 级及以下后,能否恢复 ICI 治疗需与皮肤科专家共同讨论。而对于 4 级皮疹,如果无法缓解至 1 级以下,首先建议更换抗肿瘤治疗方案;如果找不到替代方案,可待皮疹缓解至 1 级之后尝试再次应用 ICI。对于严重的(4 级)大疱性皮肤病和严重皮肤不良反应,建议永久停用 ICI。

参考文献

［1］ Weber JS, Kähler KC, Hauschild A. Management of immune-related adverse events and kinetics of response with ipilimumab. J Clin Oncol, 2012, 30：2691.

［2］ Villadolid J, Amin A. Immune checkpoint inhibitors in clinical practice： update on management of immune-related toxicities. Transl Lung Cancer Res, 2015,4：560.

［3］ Sibaud V. Dermatologic Reactions to immune checkpoint inhibitors： skin toxicities and immunotherapy. Am J Clin Dermatol,2018,19：345.

［4］ Larkin J, Chiarion-Sileni V, Gonzalez R, et al. Five-year survival with combined nivolumab and ipilimumab in advanced melanoma. N Engl J Med, 2019,381：1535.

［5］ Long GV, Atkinson V, Cebon JS, et al. Standard-dose pembrolizumab in combination with reduced-dose ipilimumab for patients with advanced melanoma （KEYNOTE-029）：an open-label, phase 1b trial. Lancet Oncol, 2017, 18：1202.

［6］ Robert C, Ribas A, Schachter J, et al. Pembrolizumab versus ipilimumab in advanced melanoma （KEYNOTE-006）：post-hoc 5-year results from an open-label, multicentre, randomised, controlled, phase 3 study. Lancet Oncol, 2019, 20：1239.

［7］ Sanlorenzo M, Vujic I, Daud A, et al. Pembrolizumab cutaneous adverse events and their association with disease progression. JAMA Dermatol, 2015,151(11)：1206-1212.

［8］ Teulings HE, Limpens J, Jansen SN, et al. Vitiligo-like depigmentation in patients with stage Ⅲ－Ⅳ melanoma receiving immunotherapy and its association with survival：a systematic review and meta-analysis. J Clin Oncol, 2015,33(7)：773-781.

［9］ Attia P, Phan GQ, Maker AV, et al. Autoimmunity correlates with tumor regression in patients with metastatic melanoma treated with anti-cytotoxic T-lymphocyte antigen-4. J Clin Oncol,2005,23(25)：6043-6053.